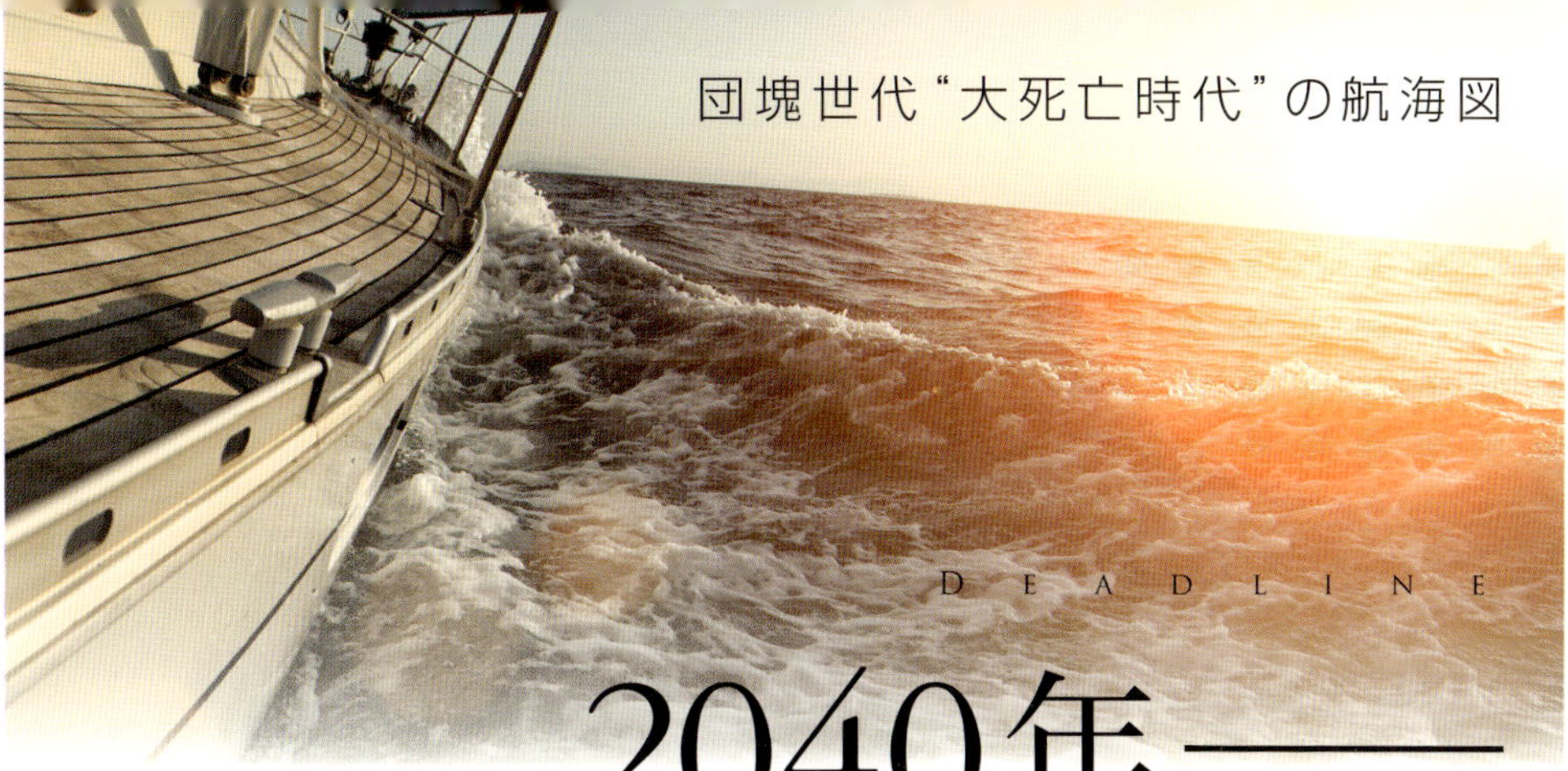

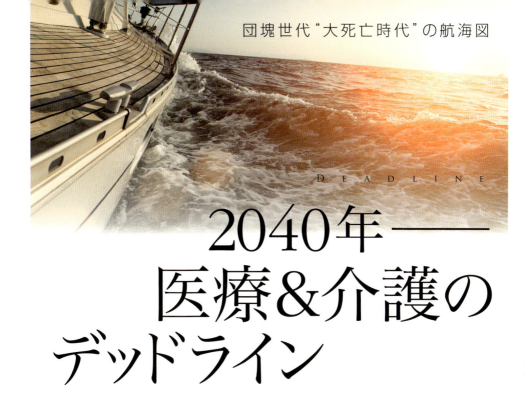

団塊世代“大死亡時代”の航海図

DEADLINE

2040年——医療&介護のデッドライン

武藤正樹 国際医療福祉大学大学院 教授
MASAKI MUTO

医学通信社

はじめに

団塊の世代の大死亡時代が刻々と迫っている。筆者もその一員である団塊世代700万人が大量死亡するピークの2040年まであと20年あまり。このときの年間総死亡数は170万人近くになる。2015年の総死亡数が130万人だから、およそ40万人も増えることになる。

これまで、人生の最期の場所は病院だった。総死亡数の8割は病院で亡くなっていた。しかしこれからは病床数も減る一方なので、病院で死ぬこともままならない。それに、そもそも病院は治療の場であり、看取りの場ではない。このため、総死亡数の増加分の40万人は、これからは病院でも死ねず、かといって在宅看取りというのも、その受け皿づくりが道半ばということもあり、なかなかむずかしい。

こうしたわけで、団塊世代の40万人が2030~40年にかけて死に場所難民になる可能性がでてきた。そもそも団塊の世代は筆者も含めてみんなわがままだ。学生時代は管理社会に反抗してヘルメットをかぶりゲバ棒をもって授業放棄して暴れた世代だ。病院の狭い病室で点滴と鼻からチューブを入れられて、心電図の音を聞きながら死ぬのは真っ平ごめんだと考えている世代であり、樹木希林さんのように「死ぬときぐらい好きにさせて」派が多いだろう。

ところが在宅で好きに死なせてというのは、周りからは迷惑な話だ。

最近、前期高齢者の男性孤立死が急増している。例えばアパートで高齢者が勝手に死ぬと、異常死として警察が介入し、検視扱いになる。また、近くに身寄りもいない孤立死の場合は、その死後の後始末が大変だ。アパートで孤立死されて発見が死後1週間後となるとアパートの不動産価値も下がりはなはだ迷惑であるが、かといって団塊の世代が近所に迷惑をかけないために、死に場所を探して集団で富士の樹海林をゾンビのようにさまようというのも、これまた恐ろしい話だ。

本書は、まさに筆者も含めた団塊世代が人生の終章に際して直面する死に場所について考えてみた本である。病院ではなく在宅で平穏に最期に臨むには、様々な準備が必要だ。現在は、その準備の真っただ中にあると言える。

団塊世代の在宅看取りの場を整えることは、実はその後の世代、特に団塊ジュニアが高齢者になったときの在宅ケアに大いに役立つ。そして同時に、これから始まるアジアの高齢化の先進モデルにもなるだろう。

さて、団塊世代は一生を通じてお騒がせ世代だった。戦後のベビーブーマーとして受験戦争を巻き起こし、大学では学園紛争を引きおこし、働きだしてからは郊外の住宅ブームを生み、さらに高度成長期のバブルを煽ったのも団塊世代のなせる業だった。この団塊世代の最期のお騒がせが団塊世代の大量死問題である。

筆者も今年で古希、団塊世代の当事者として、死に場所探しを皆さんと一緒に考えてみたい。

目次

第2章　高齢者と住まいをどうするか

第3章　診療報酬改定と在宅への流れ

第４章　脱病院化と地域包括ケアシステム

第５章　地域の職種連携をどう構築するか

第6章　脱病院化と外国事情

第1章　団塊の世代の死に場所探し

1　団塊の世代の死に場所探し

２０３０〜40年には、なんと団塊の世代40万〜50万人の死に場所がないという。筆者も１９４９年生まれで、戦後の１９４７年〜49年に生まれた総勢７００万人の団塊の世代の一員だ。この団塊の世代として身につまされる話題を取り上げよう。

２０１５年時点で、日本の年間死亡者数はおよそ１３０万人。この数が、団塊の世代が死亡する２０３０年〜40年頃にはおよそ年間１７０万人と、40万人も増加する。まさに多死時代の到来だ（図表１）。

２０１５年に亡くなった１３０万人の死亡場所は、およそ8割が医療機関、残り2割が自宅や介護施設である。この死亡場所の将来推計をしてみよう。まず医療機関数やベッド数は、今後減ることはあっても増えることはないので、医療機関での死亡の増加はなしと仮定しよう。そして今後の在宅医療の充実を見越して、自宅死亡が現在の１・５倍、介護施設死亡を現在の2倍に増えるとしよう。

こうした仮定をおいて厚労省が作成したグラフ（図表２）を見ると、**２０３０年、なんと47万人の死に場所が「その他」の場所となる計算**だ。

ちなみに「その他」とは、死亡診断書の記載マニュアルによると「山や川、路上」となっている。つまり山や川での遭難死、あるいは路上での交通事故や不慮の事故、自殺などによる死亡のことだ。いよいよ団塊の世代47万人が山や川で死に場所を求めてさまよう時代が目前と言えよう。

図表1　2040年総死亡数のピーク

○今後も、年間の死亡数は増加傾向を示すことが予想され、最も年間死亡数の多い2040年と2015年では約36万人／年の差が推計されている。

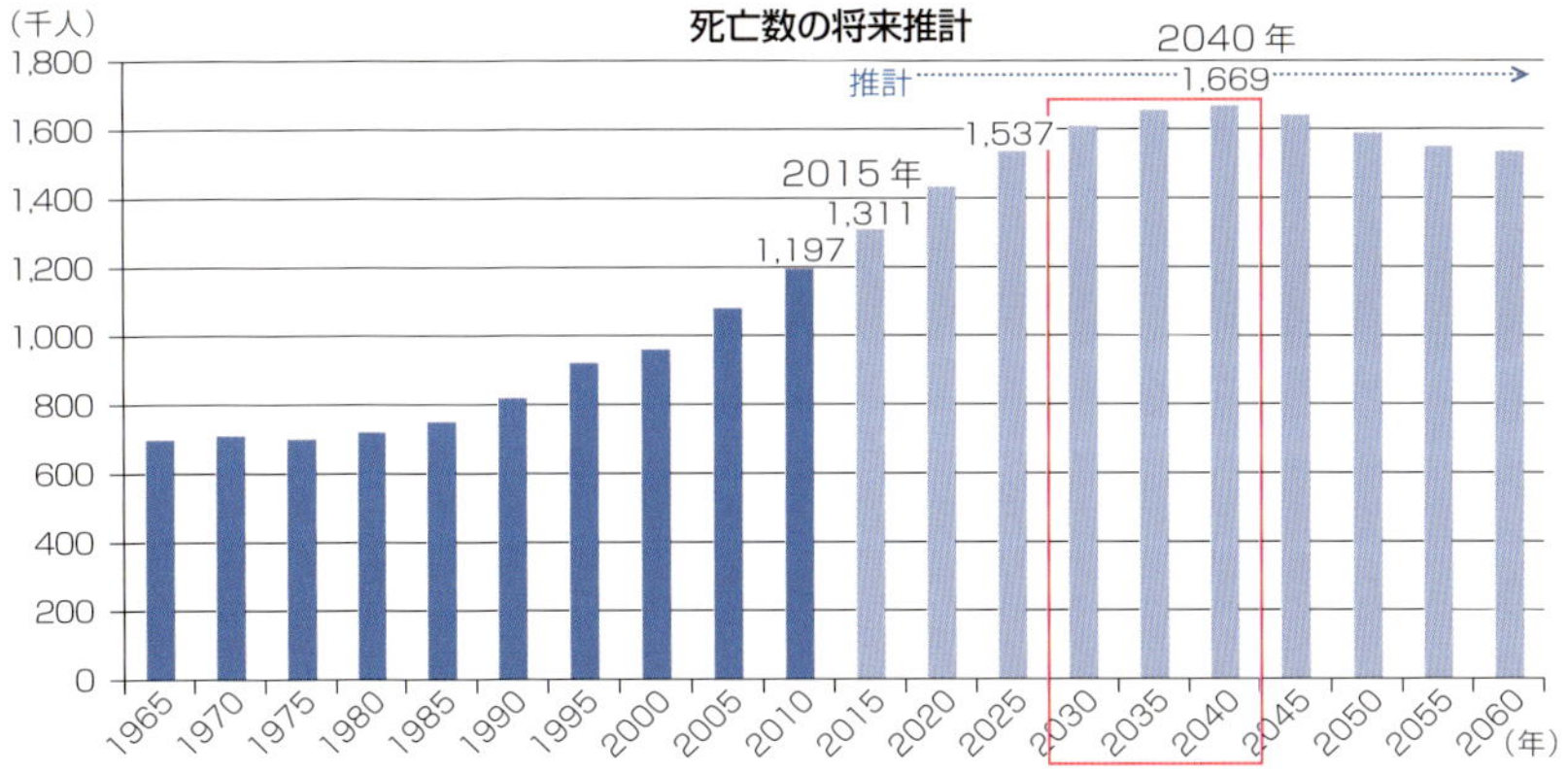

出典：2010年以前は厚生労働省「人口動態統計」による出生数及び死亡数（いずれも日本人）
2015年以降は国立社会保障・人口問題研究所「日本の将来推計人口（平成24年1月推計）」の出生中位・死亡中位仮定による推計結果

図表2　死亡場所別、死亡者数の年次推移と将来推計

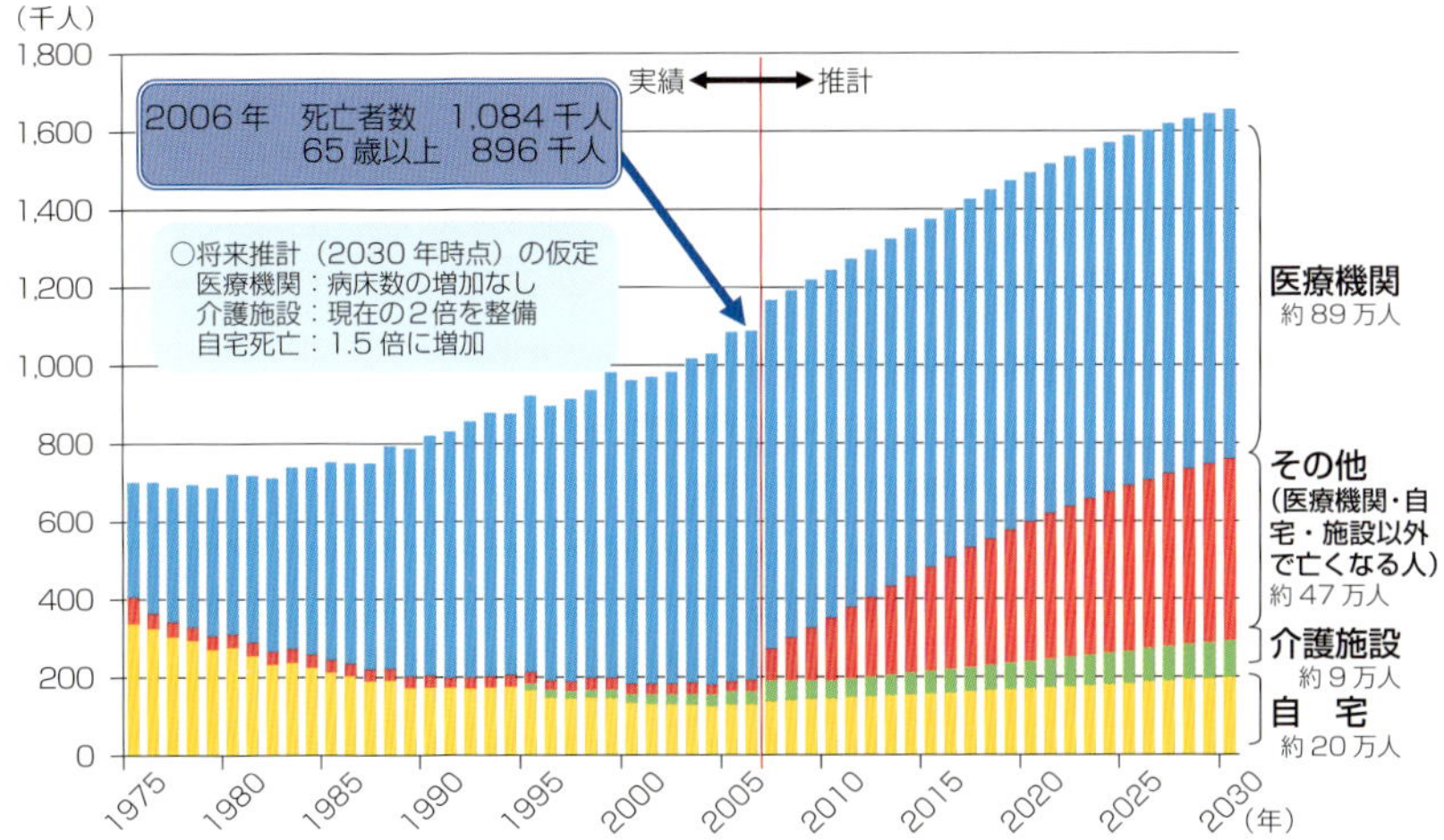

※介護施設は老健、老人ホーム

出典：2006年（平成18年）までの実績は厚生労働省「人口動態統計」
2007年（平成19年）以降の推計は国立社会保障・人口問題研究所「人口統計資料集（2006年度版）」から推定

こうした暗澹たる近未来を回避するためのプログラムにもようやくエンジンがかかった。まず在宅で看取りを行うための在宅療養支援診療所や、その後方病床を提供する在宅療養支援病院による**在宅看取りプログラムの推進**だ。

２０１９年現在、在宅療養支援診療所は全国１万２０００にまで増えた。ただ、そのなかで在宅看取りを行っている在宅療養支援診療所は約半数。今後は診療所間の連携や在宅療養支援病院との連携でいかに在宅看取りを増やすかが課題だ。また、在宅療養支援診療所を支える在宅療養支援病院の数も４００病院までに増えた。ぜひこの数も１０００病院ぐらいまでに増やしたいものだ。

そして期待がかかるのが「地域包括ケアシステム」だ。地域包括ケアシステムは、医療と介護、生活支援をパッケージで人口１万人の地域に提供するシステムだ。このなかには在宅看取りプログラムも入っている。この地域包括ケアシステムがそれぞれの地域の事情に応じて全国的にいよいよ本格始動しようとしている。

なかでも以下の３つの新サービスの始動に期待が高まっている。

まず、２０１１年の改正高齢者住まい法でスタートした「サービス付高齢者向け住宅」、高齢になっても住み続けることのできる高齢者向け住宅60万戸の整備計画だ。次に、これも改正介護保険法により２０１２年からスタートした定期巡回・随時対応型訪問介護看護サービス。24時間、夜間でもいつでも住まいに来てくれる介護・看護サービスが在宅高齢者には欠かせない。そして２０１５年からスタートした看護小規模多機能型居宅介護（看多機・かんたき）などの新規サービスである。

団塊の世代の一員として、進行中のこれらの在宅ケアや在宅看取りプログラムを何としてでも成功させたいものだ。

Point
① 47万人が「死に場所」を失う時代が来る
② 在宅看取りプログラム推進へ

2 死亡小票から見えてくる高齢者の孤立死・孤独死

地域包括ケアシステム推進の一環として、市区町村では在宅療養推進協議会のような会議が開催されることが多くなった。筆者もこうした都内の区役所の会議に参加する機会が増えている。

会議で筆者がいつも強調するのは、**データに基づく定量的な在宅医療・介護の将来予測**だ。実際に都道府県が現在行っている地域医療構想では、現状のデータをもとに2025年の病床数や在宅必要量を、いくつかの前提をおいて定量的に推計している。このような定量的な将来予測を地域包括ケアシステムでも行うべきだ。

これら地域データのなかで我々が今注目しているのが、地域における死亡小票データである。死亡小票である死亡診断書や死体検案書には、死亡場所と死亡診断や、死体検案を行った医療機関、死因分類などが記載されている。現在、年間総死亡数のおよそ8割は病院死亡が占める。残りの2割が在宅または介護施設等における死亡だ。

このなかで、特に在宅死亡のデータが重要となる。**在宅ケアの出来・不出来が最終結果の場所を左右**する。在宅死亡は、在宅ケアのプロセスの最終結果であるとも言える。こうした死亡小票データベースから現状の在宅ケア量を計測し、それをもとに、2025年の在宅ケアの必要量の推計を行うことが大切だ。

都内のある区の死亡小票データを見たところ、病院死亡や介護施設死亡などを除いた在宅死亡の約半数が、自宅における在宅看取りであった。しかし残り半分は、なんと異常死（孤独死、孤立死）で占められていることがわかった。

「孤独死」、「孤立死」は以下のように定義づけられている。

「孤独死」とは「家族など誰にも看取られずに自宅で亡くなり、何らかの手助けがあれば防げたかもしれない不本意な死」のことだ。

図表３　一人暮らしで１人で亡くなった方の数

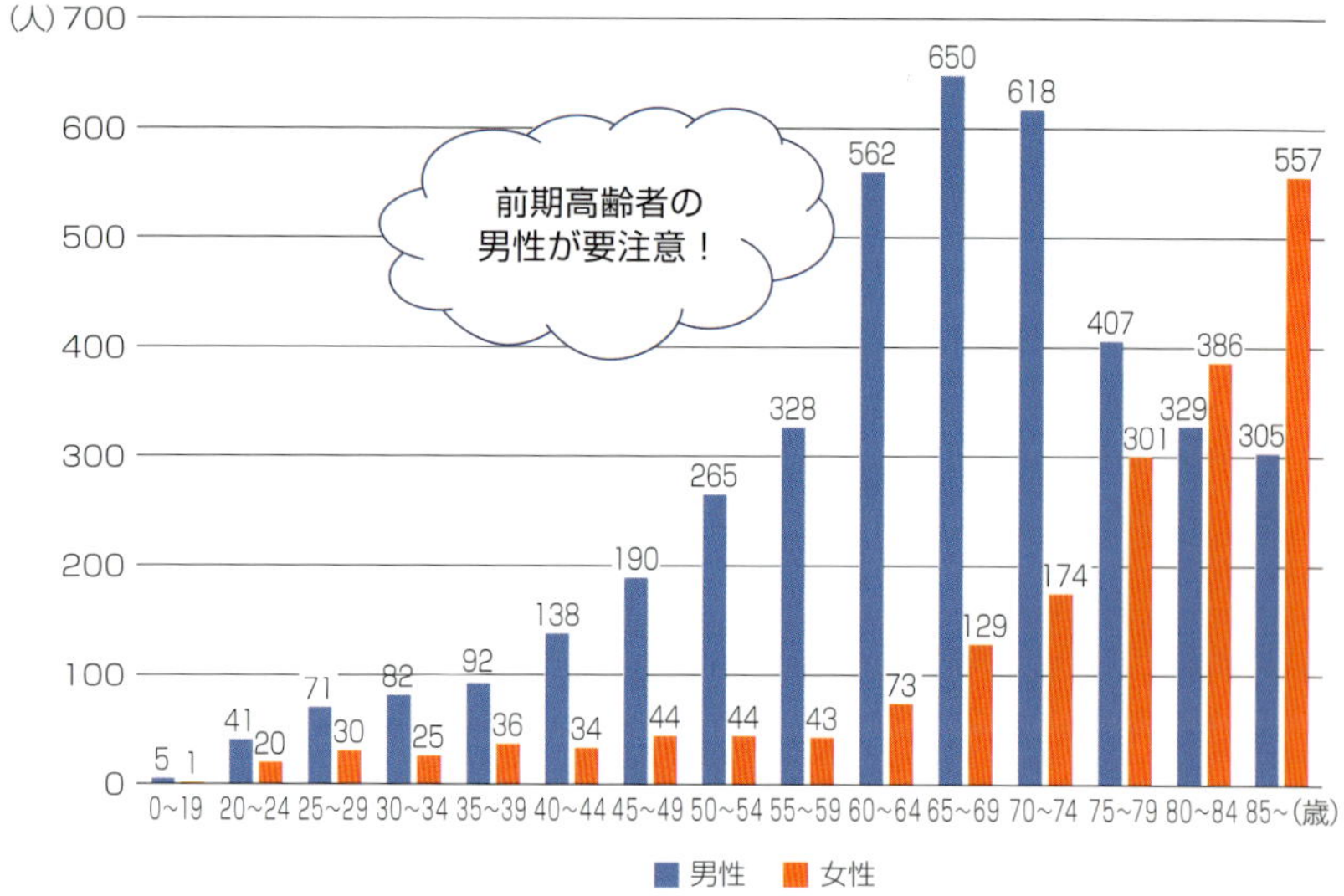

出典：東京都監察医務院資料

一方、「孤立死」とは「ひとり暮らしの高齢者が、社会からも地域からも孤立した状態での死、または劣悪な環境での死」のことだ。

こうした孤独死、孤立死が都内では激増している。孤独死は、都内23区では２０１２年現在、年間２７２７人と、10年前の２倍に増えた。また23区内の（独）都市再生機構（旧日本住宅公団）の賃貸住宅での孤立死は、２００９年現在、年間６６５人で、10年前の３倍にも増えている。

東京都監察医務院の統計によると、こうした孤独死、孤立死などの異常死は前期高齢者の男性に多いこともわかった（**図表３**）。単身独居の前期高齢男性が孤独死、孤立死しやすい。このため、**都会の前期高齢男性の見守りの体制整備が喫緊の課題**だ。

Point

① 在宅ケアの出来不出来が「死に場所」を決める

② 孤独死・孤立死リスクの高い“都会の前期高齢男性”を守れ

図表４　自殺者数の年度推移

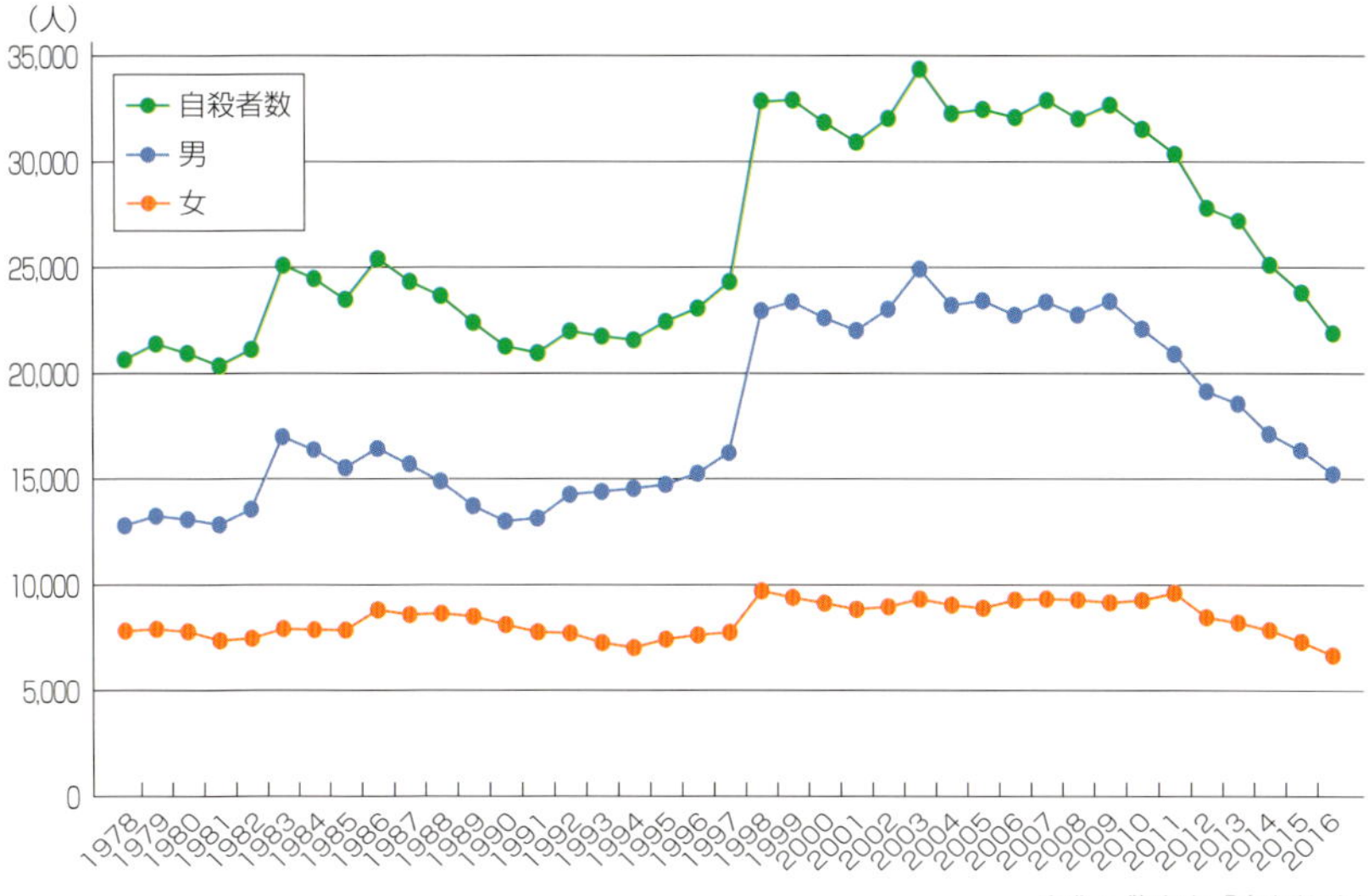

出典：警察庁「自殺統計」

3　高齢者の自殺

１９９８年～２０１１年まで、「年間自殺者数３万人時代」が13年間にも渡って続いている。その後、自殺者は減少しているが、いまだ年間２万人が自殺で死亡している（**図表４**）。

これは毎年、人口２万～３万人程度の市町村が１つずつ日本列島から消え去っていくということにほかならない。考えただけでも空恐ろしい。

実は、この自殺者の３分の１、つまり７０００～１万人が60歳以上の高齢者の自殺で占められている。

高齢者の自殺の原因は、やはり病苦、生活苦が多い。ただ、それ以上に多いのが、**隠れたうつ病**だと言われる。食欲がない、眠れない、意欲がわかない、体重が減ったなど様々な症状を訴えて外来を受診するお年寄りが実に多い。

実際、筆者にもこんな外来の経験がある。「最近、食欲がなくって胃でも悪いんじゃないかと思って来ました」という70歳代の男性を外来で診察した。「じゃ、念のため、来週胃カメラを予約しておきましょうね」と言って帰宅させたのだが、胃カメラの予約日にその男性は来院せず、翌日になって警察から首吊り自殺したと連絡が入った。病院に連絡が入ったのは、男性の所持品から診察券と内視鏡の予約券が見つかったからだ。今から思えば、外来で「もっと話を聞いてあげていれば……」と悔いが残る。

お年寄りの場合、いろいろな症状を訴えて検査で異常がなければ、まず老人性のうつ病を疑ってみることだろう。幸いなことに最近の抗うつ剤の進歩で、老人性うつ病も快方に向かうことが多い。このため、老人性うつ病の早期発見と早期治療がお年寄りの自殺を防ぐのに役立つといえる。

さて、都道府県別の人口当たりの自殺率統計（２０１０年）を見ると、トップは秋田県で、２位岩手県、３位青森県と続く。

全国でも自殺率トップの秋田県では、県が自殺予防対策費を計上している。この事業の一環で、秋田県北部のとりわけ自殺率の高かったある町では、高齢者の抑うつ状態・閉じこもりの現状を把握するためのアンケートをしたり、独り暮らしの老人を訪問する「ふれあい巡回訪問」や、お年寄りの生きがいづくり支援など、様々な取組みを始めた。

「おばあちゃん、何もしないでいいから」と、思いやりのつもりでかける言葉が、高齢者にとっては「**役割の喪失感**」となることもある。このため秋田県では、経験豊かな高齢者を講師に人生経験が活かせる料理教室や、三世代交流事業、スポーツ大会なども企画し、高齢者が役割や生きがいを感じる「場づくり」を支援したという。

国レベルでも、自殺者３万人時代を受けて、２００６年に「自殺対策基本法」が成立した。法律では自殺問題を社会の課題として捉えて、自殺対策を行うことを明言している。これまでは「自殺は個人の問題であり、社会が真正面から取り組む課題ではない」という考え方が一般的だったが、この考え方を一変させたのがこの法律と言える。

Point

① 老人性うつ病を早く見つける
② 「役割」を失わない「場づくり」が必要

また、法律を受けて翌年2007年には「自殺総合対策大綱」が示された。そこでは、「自殺は社会の適切な介入により防ぐことができる」という考えを広く社会全体に行き渡らせて、自殺率の減少を目指している。

こうした取組みが功を奏して、最近の自殺者数の減少にもつながっている。自殺予防、特にお年寄りの自殺予防には、先に述べた老人性うつ病を早期に見つける医学的なアプローチも大事だが、それ以上に秋田県で行っているような、**地域ぐるみの予防活動**も大切だ。「地域のケア力」が、お年寄りの命を守る力になる。

4　2018年同時改定と看取り

2018年は診療報酬・介護報酬同時改定の年だった。同時改定は医療・介護連携の仕組みづくりを構築するうえでのチャンスでもある。

こうしたことから、改定を翌年に控えた2017年3月下旬、診療報酬を検討する中医協と介護報酬を検討する介護給付費分科会のメンバーが都内で集まり、「**医療と介護の連携に関する意見交換**」(以下、「意見交換」)を行った。ここでは、この意見交換の**テーマとなった**「**看取り**」について振り返ってみよう。

看取りはまさに医療と介護の連携の最大のテーマだ。2030年の年間総死亡数は160万人と、現状より30万人も増加する。そして国民のおよそ6割は「自宅での療養」を望んでいるが、現状では医療機関で看取りが行われるケースが8割を占める。

こうしたなか、在宅における看取りを促すために、診療報酬や介護報酬のなかで在宅看取りに対する加算が順次整備されてきた。例えば診療報酬では、在宅患者訪問診療料の在宅ターミナルケア加算や看取り加算など、また介護報酬では介護福祉施設サービス費の看取り介護加算、介護保険施設サービス費のターミナルケア加算などだ。

しかし、それでもまだ看取りに関する課題は多い。その課題について「在宅」、「介護保険施設」、「医療機関等」別に具体的に見ていこう。

まず在宅では、「がん以外の患者では看取りの時期予測が困難で、個別に対応せざるを得ないため、看取りへの対応が十分でない」ことが指摘されている。

また、在宅で療養中の患者について、死亡日あるいは死亡前14日以内に2回以上の往診や訪問診療を行い、患者が在宅で死亡した場合に「在宅ターミナルケア加算」が取れる。しかし、その患者が「医療機関での看取り」を希望していた場合には、訪問診療や往診などを行うかかりつけ医と入院先医療機関の医師との間で緊密な情報連携を行っていても、現行の報酬上の評価はなされない。

このため、2018年改定においては、「結果（在宅での死亡）だけに着目せず、ターミナルケアや看取りの実質的なプロセスも評価していく」方針にしてはどうかという考えが出された。

次に特別養護老人ホームや有料老人ホームなどの介護保険サービス提供を行う施設における看取りでは、まず看取りそのものを行わない方針の特別養護老人ホームが1割以上もある。また、有料老人ホームでも、その負担感から看取りを行わず、看取りのために病院に利用者を移す施設もあることが課題となった。

この理由の一つに利用者の死亡時の死亡診断書問題がある。例えば特別養護老人ホームの場合、常勤の配置医が少ないため、施設内の死亡に医師が立ち会うことが少ない。特養が看取りを行わない理由について厚生労働省は、「医師法第20条の異常死の届け出規定がネックになっている」との見方を示した。

医療機関内でも看取りについても課題がある。医療機関内での看取りでは、患者や家族との

Point

① 在宅看取りはプロセスの評価が不十分

② 医師が立ち会えない施設では、看取りを行わない所も多い

③ 病院での看取りは患者のリビングウィルに沿わない延命が行われがち

情報共有の不足から、「延命を望まない」という患者のリビングウィルに沿わない延命が行われている可能性もある。また、がん診療連携拠点病院以外での緩和ケアの状況が十分に把握されていないなどの課題がある。

2018年の診療報酬・介護報酬同時改定へ向けては、以上の課題について議論が行われ、在宅看取りを「場所」というよりは「そのプロセス」を評価すること、特養における看取りの仕組み、患者本人の意思の確認のためのアドバンス・ケア・プランニング等が報酬で取り入れられた。これらについて以下でさらに詳しく見ていこう。

5　2018年診療報酬改定とガイドライン

2018年4月の診療報酬改定において、訪問診療・訪問看護のターミナルケア加算に、「**人生の最終段階における医療の決定プロセスに関するガイドライン**」（以下、ガイドライン）を踏まえた対応が算定要件に追加された。そして同時に、訪問診療・訪問看護により在宅のターミナルケアを提供していた患者が、患者または家族の意向に応じて入院医療機関で最期を迎えた場合でも、それまで訪問診療・訪問看護を提供していた医療機関等の看取りやターミナルケアの実績として評価することになった。

このガイドラインは、厚生労働省の「人生の最終段階における医療の普及・啓発の在り方に関する検討会」（座長、武蔵野大学法学部教授樋口範雄氏）が、2007年作成の「終末期医療の決定プロセスに関するガイドライン」を11年ぶりに改訂し、2017年度に取りまとめたものである。

「**人生の最終段階における医療**」という用語は、前回のガイドラインで用いられていた「終末期医療」または「末期医療」と呼ばれていたものを、2015年に名称変更したことに応じて変更したものだ。

名称変更の理由は、最後まで人間の尊厳を重視する医療提供が重要であるという考え方による。これからは安易に**終末期医療とか末期医療とは言えなくなる**。なお「ターミナルケア」という用語については、現在もそのまま使用されている。

新たに改訂されたガイドラインでは、まず高齢多死社会の進行を背景に地域包括ケアシステムの構築が進められていることを踏まえ改訂を行ったことが明記された。

そして、①患者の意思は変化しうるものであり、医療・ケアの方針についての話し合いは繰り返すことが重要であることの強調、②患者が自らの意思を伝えられない状態になる可能性があることから、その場合に患者の意思を推定する者について、家族など信頼できる者と事前に繰り返し話し合っておくことが重要としている。さらに、③病院だけでなく介護施設・在宅の現場も想定したガイドラインとなるよう配慮する——などの3点を改訂の柱とした。

こうした一**連のプロセスを**「**アドバンス・ケア・プランニング**（ACP）」とも呼ぶ。

手順としては、医師など医療従事者が適切な情報提供を行ったうえで、介護従事者も加わる「医療・ケアチーム」が、患者や家族と治療方針を繰り返し話し合い、患者本人の意思決定を記載した事前確認書に沿った医療を提供することとなる。そして、事前確認を取るプロセスを文書化すること、さらに患者の事前の意思確認が最重要事項であるとし、その意思確認には患者のインフォームド・コンセントを得ることが要件となる。

図表5にガイドラインの基本的考え方を抜粋した。

6　もう一つの2040年問題

2040年には年間総死亡数がピークを迎えるが、同時にこの年、65歳以上の高齢者数もピークを迎える。ここではもう一つの2040年問題を見ていこう。

Point

①　医療・ケアの方針を家族も交えて繰り返し話し合うプロセスを「アドバンス・ケア・プランニング（ACP）」という

図表5　「人生の最終段階における医療の決定プロセスに関するガイドライン」の基本的考え方（抜粋）

- ●患者及び家族と医師ほかの医療従事者が、最善の医療とケアを作り上げるプロセスを示す
- ●患者及び家族を支える体制の構築
  ➡担当医、看護師やソーシャルワーカーなどの医療・ケアチームを構成
- ●人生の最終段階における医療で重視すべき点
  - ・できる限り早期から、肉体的な苦痛等を緩和するためのケアを実施
  - ・医療行為の開始・不開始、医療内容の変更、医療行為の中止等については、患者の意思確認が最重要　➡　意思確認にはインフォームド・コンセントが必須
  - ・インフォームド・コンセントの内容については、患者が拒まない限り、医療従事者とともに患者を支える家族にも知らせることが望まれる

厚生労働省は２０１８年５月、経済財政諮問会議に対して、「**２０４０年を見据えた社会保障の将来見通し**」（以下、「将来見通し」）を提示した。

将来見通しでは、２０４０年度、団塊ジュニアの高齢化により65歳以上の高齢者の人口が最大ピークを迎える。この時点での65歳以上の人口は３８６８万人で、高齢化率は35・３％だ。その後は、高齢者数はゆっくりと減少を始める（**図表6**）。

また医療・介護、年金などの社会保障給付費については、２０１８年度の１２１兆円が２０４０年度には１８８兆〜１９０兆円となり、およそ１・６倍に膨らむことが示された。そしてその対ＧＤＰ比は、２０１８年度の21・５％が、２０４０年度は23・８〜24％に増加するとした。

この対ＧＤＰ比について、社会保障審議会医療部会で、厚労省大臣官房審議官の伊原和人氏は、「社会保障給付費の対ＧＤＰ対比が24％という水準は今のドイツに近く、フランスではもっと高い、世界に類を見ない水準というわけではない」と説明した。つまり社会保障給付費は増えるが、なんとか先進国並みに納まり、コントロールの範囲内という見解だ。

ところが**問題は、社会保障給付費増よりも、生産年齢人口の激減による医療福祉従事者数の落ち込み**だ。

図表6　65歳以上の高齢者の人口推移

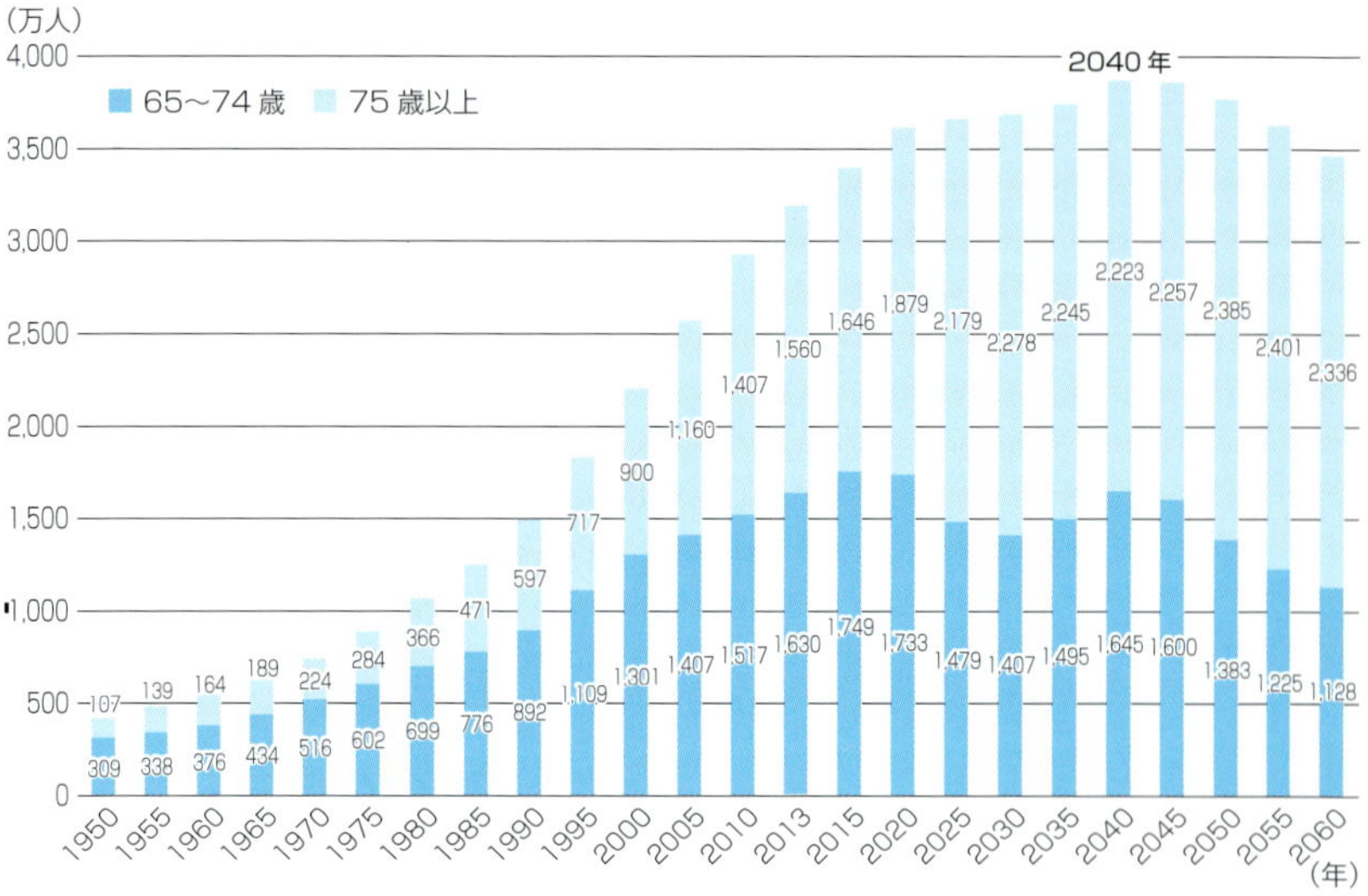

出典：内閣府

政府は２０４０年度の医療福祉分野の就業者数も試算している。２０４０年には必要な医療従事者は２０１８年度から19万人増えて３２８万人、介護従事者は１７１万人増えて５０５万人で、その他の福祉分野を合わせると、全体で１０６５万人になると見込まれる。

しかし２０４０年度の日本全体の就業者数見込みは、少子高齢化で２０１８年度の６５８０万人から９００万人以上が減少して、５６５４万人となる。これに対して医療福祉分野だけでも、先述のように必要就業者数が１０６５万人と、全体の就業者数の２割近く、つまり就業者人口の５人に１人が医療福祉関係者ということになる。そんな世界が本当にくるのだろうか。

こうした事態に備えて、とるべき方

Point

① 団塊ジュニアが高齢になり65歳以上人口がピークになる
② 生産年齢人口は激減し、医療福祉従事者が不足

策はいくつかある。これからは健康寿命の延伸により元気な高齢者も増える。最近では元気なシニアを介護サポーターとして活用している老人保健施設も見られるが、実際に働いている介護サポーターの声を聞くと、「70歳といえどもまだまだやれると自信がついた」、「体も鍛えて社会や人のために役立ちたい」、「社会で再び働けることの充実感を改めて感じた」、「体調もよくなった」と皆さん前向きだ。こうした**元気な高齢者の就労促進**や、**ＩＴやロボットの活用による医療福祉業界の生産性向上**、さらに**外国人労働者の導入**がカギだろう。

外国人労働者については、経済財政諮問会議で在留資格を緩和して、外国人人材の受入拡大方針を打ち出している。しかし、この点について社会保障審議会医療部会の島崎謙治委員は、「東南アジアの特殊出生率は急激に減少しており、若年の労働者は減っている。在留資格を緩和すれば、外国人が来てくれると考えるのは間違いで、その点を考慮する必要がある」とも指摘している。

一方、医療部会の委員の経団連常務理事の井上隆氏は、「就業者数に占める割合が２割くらいになれば、（医療介護は）日本経済の重要な産業分野になる。産業としての社会保障を前向きに捉えてもらいたい」と述べ、医療介護を成長可能性のある産業として捉えるべきとしている。

以上、２０４０年問題を振りかえった。２０４０年まであと21年、団塊ジュニアの高齢化が我が国の高齢化問題の最大の山場と言える。

7　介護保険20周年～世界が注目する日本の高齢者介護～

２０１８年11月下旬、イギリス放送協会（ＢＢＣ）のワールドニュースの取材を受けた。取材に来たＢＢＣ特派員によると、イギリスでは高齢化率が18％に達し、高齢者介護が問題になっているという。

イギリスでは税財源に基づく国民保健サービス（ＮＨＳ）により、医療は原則無料だ。しかし高齢者介護は原則本人・家族の責任とされるため、高齢者が自宅で生活できなくなり、介護施設に入所する場合は、まず自らの収入や資産でその支払をすることになる。介護施設への入所費用を捻出するため、場合によっては住み慣れた自宅を手放さざるを得ないこともあるという。

こうしたなか、取材に来た記者によると、イギリスでは「日本の介護保険がいま注目されている」という。このため、2019年で発足20周年を迎える日本の介護保険制度の特集を行いたいということだった。

言われてみれば2019年は、2000年に発足した介護保険が満20歳を迎える年だ。この機会に日本の介護保険制度の生い立ちと現状、将来への課題について振り返ることにしよう。

20年前、日本で介護保険制度ができた頃、日本の高齢化率は現在のイギリスと同じ17%程度であった。そしてこの高齢化率は団塊の世代が後期高齢者となる2025年には30%を突破し、団塊ジュニアが高齢者となる2040年にはなんと36%に達する。これからの20年、日本は**世界に類を見ないスピードでトップランナーとして高齢化の坂道を駆け上がる**ことになる。日本の介護保険制度は果たしてもちこたえられるのだろうか?

では2000年に立ち戻って、日本の介護保険の生い立ちを諸外国のそれと比較しながら見ていこう。

諸外国における高齢者介護制度は、北欧のように税財源により自治体が高齢者介護を行っている国と、ドイツやオランダのように社会保険方式で高齢者介護を行っている国とに分かれる。

もともと日本は医療に社会保険方式を採用していたこともあり、**高齢者介護についても社会保険方式**をとることになった。モデルとしたのは1995年からすでにスタートしていたドイツの介護保険制度である。

ただ、ドイツの介護保険制度をそっくり導入したわけではない。異なるのは、ドイツの介護保険は医療保険に併設されて作られ、純粋に保険料財源のみで運用されているという点だ。一方、**日本の介護保険は医療保険から完全分離して創設**された。**財源は最初から保険料と税金と自己負担のミックス**である。

そして日本の介護保険のもう一つの特徴は、イギリスのケアマネジメントの考え方を取り入れたことだ。ケアマネジメントでは、ケアマネジャーが利用者のアセスメントを行い、必要な介護サービスを組み合わせたケアプランを立てて実践していく。イギリスでは1990年のコミュニティケア法により、ケアマネジメントが制度化された。これによりケアマネジメントのキーパーソンであるケアマネジャーが任命され、ケアマネジャーの関与のないサービスは禁止された。日本ではこのケアマネジメント制度を介護保険に導入することになった。

このように、日本の介護保険制度はドイツの社会保険方式にイギリスのケアマネジメント方式を接ぎ木した制度と言うことができる。

さて、こうした日本の介護保険の今後を見ていこう。

2000年の制度創設時には約180万人だった介護保険利用者は、現在、約4倍の700万人を突破した。また介護費用も2000年の3兆円から約3倍となる10兆円に達した。団塊の世代800万人が75歳以上となる2025年には、要介護者の増大から、介護費用は15兆円を超える見込みだ。さらに団塊ジュニアたちが高齢者になる2040年には介護費用25兆円に膨れ上がるとされている。果たして介護保険制度は破綻しないのだろうか？

2018年5月、国は2040年へ向けて、介護保険も含めた社会保障給付費（年金、医療、介護、こども子育て）に関する推計を公表した。それによると、介護費用は先述のように2040年には25兆円に達する。そして医療、年金も含めた社会保障給付費は全体では190兆円となり、GDP対比で24％にも達する。確かに巨額だ。ただ、GDP対比でみればフランスやドイツの給付費のGDP対比よりはまだ低値で、先進各国のなかではまだ中位であり、消費税を今後上げるとすれば、なんとかもちこたえられる水準だ。

しかし問題は人口減だ。2040年に日本の人口は1億人、現在の1億2000万人から

Point

① 介護保険制度は破綻しないのか、高齢化の坂道を駆け上がる日本を世界が見ている

2000万人も減少する。高齢者人口と若者人口の対比でみると、現在、1人の高齢者を2・4人の若者が支えているのに対して、2040年には1・4人の若者が1人の高齢者を支えるという社会が訪れる。深刻な介護の担い手不足にどのように対処するかが最大の課題だ。

こうした人口減に対処可能かどうかが、社会保障制度が維持できるかの分かれ道だ。このため、元気な高齢者の活用、ロボットや人工知能AIの活用、外国人労働者の活用などが議論されている。

日本の介護保険の行方に、世界がいま、注目している。

8 認知症パンデミック

団塊の世代700万人が後期高齢者になる2025年、認知症も爆発的に増える。福岡県久山町の認知症有病率の研究調査によれば、認知症有病率が生活習慣病有病率の増加により上昇すると仮定した場合、なんと2025年には認知症有病率は20・6%で、700万人にも達すると言われている。まさに認知症パンデミック時代の到来だ。

こうしたなか、政府は2018年12月に認知症施策推進関係閣僚会議を立ち上げ、2019年6月に現状の「**オレンジプラン」を大改革した新たな**「**認知症施策推進大綱**」（以下、大綱）を取りまとめた。

大綱では「共生」と「予防」を2本柱に据えている。ここではその認知症予防について見ていこう。

これまでの研究で、**認知症は生活習慣病と密接な関係**があることがわかってきた。例えば糖尿病があるとアルツハイマー病に2倍かかりやすい。高血圧や高脂血症も認知症の発症と関係があるらしい。また喫煙習慣も認知症の関連リスクと言われている。このため認知症は「脳の生活習慣病」とも呼ばれている。

大綱ではこのため、当初、生活習慣病対策を基軸とした認知症予防の目標値を示そうとした。具体的には70～74

歳の認知症有病率を2019年から2024年の6年間で6％低下させるというものだ。これは2018年から2027年の10年間では10％減らすことに相当する。別の言葉で言うと、「70歳での認知発症を10年間で1歳遅らせる」ことである。だが、当事者団体「認知症の人と家族の会」は「『認知症の人は（予防の）努力が足りなかった』と受け止められないか」と偏見を助長する懸念を表明した。また公明党も「誤った受け止めをされないように十分配慮すべきだ」としたため、政府は目標値として示すことを取り下げた。

さて**認知症予防の具体的なポイント**は以下の3つ、**①食生活、②運動、③脳トレ**である。

①食生活、②運動は生活習慣病予防と共通するが、認知症予防では3つめに脳トレ（認知トレーニング）が加わる。脳トレは生活のなかでは、「趣味・社会交流」のことだ。余暇活動への積極的な参加は、脳を活性化して認知症発症を抑制する。刺激的な知的レジャー活動を週2回以上、皆で交流しながら行うことが脳を刺激する。

こうした脳リハ、栄養、運動による認知症予防の事例を大分県の杵築（きつき）市に見てみよう。

杵築市では認知症予防を福岡大学医学部と連携して行っている。1グループ10名程度、4グループあり、グループのメンバーは軽度認知症障害と正常高齢者で構成されている。

午前中は昼食のメニューを一緒に考えてグループのみんなで調理する。午後は体操やウォーキングを楽しむ。また、古い民家の改築や土地の名産物を作ることもある。認知症予防の評価は半年ごとに実施しているという。

最近ではこうした食事、運動、脳トレの認知症予防の効果研究も盛んだ。2015年にランセットに掲載されたNgandurらの研究を見てみよう。

Point

① 認知症は生活習慣病と密接な関係

② 予防策は、①食生活、②運動、③脳トレ

この研究では、認知機能が年齢標準より軽度低下した高齢者1260名（60～77歳）について、ランダムに介入群（631名）とコントロール群（629名）に割り付け、2群間比較を行った。介入群は定期的な食事指導、積極的な運動と脳トレを実施している。これらの介入を2年間行った結果、神経心理学的評価の総合点の変化で、介入群に明らかな有効性が認められた。

認知症予防が今や待ったなしだ。

9　老衰死が死因第3位時代

2019年6月に厚労省が公表した2018年の人口動態統計によると、2018年の全国の死亡数は136万2482人だった。その**死亡順位を見てみると第1位のがん、第2位の心疾患**はこれまでと変わらないが、**第3位に老衰**が浮上した。

振り返ってみると、2016年までは第3位は肺炎だったが、2017年には脳血管疾患に置き換わり、ついに2018年は老衰がこれらの疾患を抜いて第3位に浮上した。

老衰による死亡者数の推移を見ると、2000年には2万1000人であった老衰死が、2017年には10万人を突破し、2018年には10万9606人と11万人近くにも達した。死亡順位も先述のように肺炎、脳血管疾患をごぼう抜きして、ついに我が国の三大死因という先頭集団に加わることになった。

さてその理由はなんだろう。そもそも**死因は死亡年齢と大きく関係**している。死亡年齢の高齢化によって老衰が増えたことが大きな原因だ。もう1つの原因が、死亡診断書に記入される死因の問題だ。人口動態統計では、医師が記入する死亡診断書に基づき死因が決定される。このため、死亡診断書に記入される死因によって大きく統計が変化する。

有名な例としては、1993年~1994年にかけて死因としての「心不全」が急落したことが挙げられる。急落の原因は、当時の厚生省が死亡診断書のマニュアルを改定して、「疾患の終末期の状態としての心不全、呼吸不全等は書かないでください」と注意喚起を行ったことによる。当時の医師が死因が不明な場合に、「心不全」を死因として安易に記入していたことがその背景にある。

死亡診断書への死因記入が国の人口動態統計の基礎となり、様々な政策に影響を与えている。死因を正確に同定して記入することは国の政策をも左右する重大事であるから、こうした注意喚起が行われたことはうなずける。

実は、今回の老衰が急増していることについても、かつての心不全と同じような懸念がもたれている。

死亡診断書記入マニュアル（平成30年度版）には、「死因としての『老衰』は、高齢で他に記載すべき死亡の原因がない、いわゆる自然死の場合のみ」に用いることになっている。ただし、「老衰から他の病態を併発して死亡した場合は、医学的因果関係に従って記入する」ことになると注釈があり、例として「（ア）直接死因：誤嚥性肺炎、（イ）（ア）の原因：老衰」とある。

ただ、この**老衰が正しく診断されているかどうかの懸念**がある。1つは老衰という診断の乱用だ。老衰あるいは自然死の定義が漠然としていて現場の医師の裁量に任されていることもあって、かつての「心不全」のように、広く解釈されて死因不明の死亡に乱用されるのではないかという懸念である。これには死亡診断書マニュアルの老衰をより精緻に定義づけることが必要だろう。

一方、これとは逆に、老衰死が過少診断されているのではないかという懸念もある。死亡診断書マニュアルには記載されていないが、実は老衰死の修正ルールというのがある。これは老衰を死因とできるのは先の「（ア）直接死因に老衰と記入されていて、（イ）以下が空欄である」場合を指すことだ。例えば先述の例、「（ア）直接死因：誤嚥性肺炎、（イ）（ア）の原因：老衰」であると、なんと老衰が死因と認められず、誤嚥性肺炎が死因となってしまうのだ。

普通は直接死因の下の欄に病名がある場合は、下の欄の病名を死因として採用する。しかしこれが老衰の場合は、死因として認められないように修正されているのだ。これはヘンだ。もしかしたら肺炎が死亡順位の3位に入っていた頃も、その多くが本当は老衰死だった可能性もある。こうした老衰死に関する「修正ルール」が今でも運用されているとすれば由々しきことだ。

老衰が死亡順位3位に躍り出たこの機会に、死亡診断書の「老衰」を正しく診断するため、死亡診断書マニュアルの見直しを行いたいものだ。

Point

① 「老衰」が死亡順位の第3位になる時代

② 「老衰」の乱用か、「修正ルール」の運用か一正しく判断

Columna①

段取りのよい在宅死

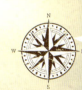

まだ筆者が新潟の田舎の小さな病院にいたときの話だ。のどかな田園に囲まれたこの病院では、ときどき病院の車で外来の婦長さんをつれて患者さんの家に往診することもあった。

ある夏の晩、在宅で最期を診てほしいと言っていた脳卒中で寝たきりのおばあさんの家の息子さんから電話がかかってきた。「そろそろばあさんが亡くなりそうだから、往診に来てほしい」という。

これを聞いて、すぐに婦長さんと二人で患者さんの家をめざした。初夏の夜風をうけながら、カエルの鳴き声がする真っ暗な田んぼ道を車を走らせていると、うしろから猛スピードで追い越していく車がある。

「あれ、同じ家に向かっているのかな?」と思っていると、やっぱり患者さんの家の前でその車はぴたりと止まった。そして車を下り立ったのは、なんと袈裟をつけた若いお坊さんではないか!

あわてて我々も往診かばんを抱えて家に駆けこむと、くだんのお坊さんは、集まってきた村の人たちにてきぱきと指図して、段取りよく祭壇を作っているではないか。そして患者さんはといえば、すでに顔に白い布をあてられて布団に横たわっている。

「あの……、まだ死亡確認をしていないので、させてください」とおそるおそるお通夜の準備に忙しい家族に声をかけ、あわただしく立ち働いているお坊さんを横目にしながら、患者さんの瞳孔をみて、胸に聴診器を当てて死亡を確認した。そして、お坊さんのお通夜のお経を、家族や村の人たちと一緒に聞いて病院に戻ってきた。

それにしてもこんなに段取りのよい在宅看取りもめずらしいと思った。特にお坊さんに先を越されたのは、はじめての経験だった。あまりにも段取りのよい在宅死だった。

第2章　高齢者と住まいをどうするか

1　拠点型サービス付き高齢者住宅

２０１６年、国土交通省は、サービス付き高齢者向け住宅（以下、サ高住）を、地域住民への介護・看護の拠点としてさらに進化させようと、**「拠点型サ高住」を新機軸**として打ち出した。

「拠点型サ高住」とは、同年４月の「サ高住の整備等のあり方に関する検討会」（座長、高橋紘士（一財）高齢者住宅財団理事長、前国際医療福祉大学教授）の報告書によると、サ高住に介護保険の在宅サービス**「定期巡回・随時対応訪問介護看護（24時間サービス）」**と**「小規模多機能型居宅介護」**の各事業所、それに医療系の**「在宅療養支援診療所」**と**「訪問看護ステーション」**の**４サービスを併設**させ、広げようとするものだ。

これによって、要介護の中重度者もサ高住に受け入れられるような体制を整えるとともに、地域にサービスをオープンにして、まさに地域包括ケアシステムの拠点となることが期待されている。

拠点型サ高住は、空き家が目立つ独立行政法人都市再生機構（ＵＲ都市機構）の団地再開発プランにも応用できる。また少子化で空いた小中学校の跡利用でも活用できるであろうし、さらに既存の大規模マンションの一角を拠点として運用することも有り得るだろう。

ただ、こうした国交省のスタンスに待ったをかけているのは厚生労働省だ。サ高住に在宅療養支援診療所や訪問看護ステーションを併設して、同じ建物内の患者を診療することに厚労省からかかった「待った」とは、「同一建物減算」の導入だ。

ことの発端は、２０１３年8月の中医協でサ高住の不適切事例が取り上げられたことから始まる。

「医科診療所併設のサ高住では『月2回の訪問診療を受けることを入居条件』としていた」、「同じ理事長が経営する軽費老人ホームと医科診療所では、入居者33人中31人につき月2回の訪問診療が行われていた」、「患者紹介業者から特養の入居患者の紹介を受けた歯科診療所の歯科医は、特養入居者１００人中55人に訪問診療を実施、仲介した紹介業者に紹介料として診療報酬の20％を支払っていた」。

こうした事例から、２０１４年の診療報酬改定で「同一建物減算」が導入される。同一建物減算とは、同じ建物内の訪問診療は、訪問診療料を切り下げる（減算する）仕組みだ。同じ建物の大勢の患者を同じ日に訪問診療するのは、個人宅に訪問するよりは移動にも時間もかからず労働量も少ないのだから、減算するという考え方だ。

このため、在宅時医学総合管理料（５０００点／月）は、同一建物の訪問診療の場合には、なんと4分の1もカットされた。同様に訪問看護、訪問リハにおいても同一建物減算が行われた。

さらに２０１５年の介護報酬改定でも厚労省は追い打ちをかける。なんと、サ高住や住宅型有料老人ホームの建物内や敷地内に介護サービス事務所を併設する場合、介護報酬が10％も減額となったのだ。

厚労省は「不適切事例があったから」「もともと同一建物でアクセスがたやすく、労働量が少ないから」と説明する。しかし実は、厚労省の本音は、一業者による利用者の「囲い込み」の抑制にある。サ高住と診療所、訪問看護、介護サービスの事業者が併設あるいは同一法人だと、「不正行為に走りがち」という思い込みだ。

Point

① 国交省が目指すのは「拠点型サ高住」の整備

② 一事業者による「囲い込み」を懸念する厚労省とのズレ

このため、先の国交省委員会の拠点型サ高住では、居住者ばかりでなく、そのサービスを地域全体に広げる「オープン化」を目指している。拠点型サ高住でも、一部の悪貨が良貨を駆逐するということの二の舞にならないように心したいものだ。

2　低所得者向け住宅型有料老人ホーム

一般財団法人高齢者住宅財団（高橋紘士理事長）の研究事業「医療・介護ニーズがある高齢者等の地域居住のあり方に関する調査研究事業」に、筆者も2017年度に参加した。

この研究のなかで特に興味深かったのが、病院から要介護の高齢患者が退院するとき、その**退院先は患者が月に負担できる額で決まる**という点だった。

そこでは、月額15万円以上を負担できる比較的**恵まれた患者はサ高住や介護付有料老人ホームを選択**する。しかし**負担できる額が15万円以下だと患者はやむを得ず自宅を選択する**という調査結果が示されていた。

国民年金支払額が平均月額で5万4000円、厚生年金は14万8000円の時代、年金額以内に負担を収めようとすれば、月額15万円が分かれ道なのだろう。

こうした低所得の一人住まいの高齢者、老夫婦二人住まい世帯が急増している。要介護になったとき、安価な家賃でしかもケア支援や見守りのある住宅供給が喫緊の政策課題である。

こうしたなか、注目されているのが**住宅型有料老人ホーム**だ。

ご承知のように、**有料老人ホームは介護付有料老人ホームと住宅型有料老人ホームの2種類に大別**できる。2つの違いは、前者は介護等のサービスを内包しているが、後者は外付けである点だ。

有料老人ホームは、2006年の老人福祉法の改正により、定員要件10人が廃止されたこと、サービス内容が食

図表7　有料老人ホーム数の内訳

	件数（%）	平均床面積	スプリンクラー設置%	平均月額負担
介護付き有料老人ホーム	5100軒（61%）	22m^2	80%	15万円
住宅型有料老人ホーム	3308軒（39%）	18m^2	80%	13万円

高橋紘士ら「医療・介護ニーズがある高齢者等の地域居住のあり方に関する調査研究事業」の資料に基づき著者作成

事提供のみから食事提供、介護、家事、健康管理のいずれかを選択できることになり、その数を急増させる。２００６年に２１０４施設だった有料老人ホーム数は２０１３年に８４９９施設と４倍増となり、その内訳は介護付有料老人ホームが５１００件（61％）、住宅型有料老人ホームが３３０８件（39％）である（**図表7**）。

介護付有料老人ホームと住宅型有料老人ホームを比べると、月額負担額については、前者は15万円を超えるが、後者は13万円程度で済む。しかし１部屋当たりの平均床面積は、前者が22㎡であるの対して後者は18㎡、なかには13㎡未満のところも多い。スプリンクラー設置は両者とも８割程度とのことだ。介護保険施設関連や病院などの併設施設割合も異なる。前者は介護保険関連施設が４割、医療機関併設が２割に対して、後者は介護保険関連施設が８割、医療機関併設が１割５分となる。

実は有料老人ホームには未届けのところも多い。未届有料老人ホームは、部屋面積も狭く、スプリンクラー設置比率も低い。ただ、月額負担額も10万円以下と安価だ。運営にあたっても、特定のサービスの利用を強要・誘導する、利用料の一方的な値上げ、広告と実際のサービス内容との乖離などの問題が指摘されている。

低所得高齢者向けの有料老人ホーム、特に住宅型有料老人ホームがこれからの課題だろう。低価格とサービスの質、基準順守を鼎立

Point

① 退院先は患者の経済力によって決まる

② 低価格でも質が保たれた「在宅型有料老人ホーム」が必要

図表８　「低所得高齢者住まい・生活支援モデル」の概要

1．事業概要
○　自立した生活を送ることが困難な低所得・低資産高齢者を対象に、社会福祉法人やNPO法人等が、地域支援の拠点となること等を通じ、
①既存の空家等を活用した低廉な家賃の住まいの確保を支援するとともに、
②日常的な相談等（生活支援）や見守りにより、高齢者が住み慣れた地域において継続的に安心して暮らせるような体制を整備することについて、国としても支援する。
○　また、③これらの事業を実施するための基金の立ち上げ支援とともに、広域プラットフォーム（地場連携・協働の仕組）の構築に対する支援も併せて行う。
※　この事業と併せて、同様の事業が速やかに全国展開されるよう、取組内容等の情報収集や普及啓発活動を別途実施する。

2．実施主体
①、②市区町村（社会福祉法人等へ委託）③都道府県（社会福祉法人等へ委託）

3．補助単価等
①及び② 1事業当たり 5,106千円（16か所：定額）※最長3か年　③ 7,779千円（5か所 1：/2相当）※単年限り

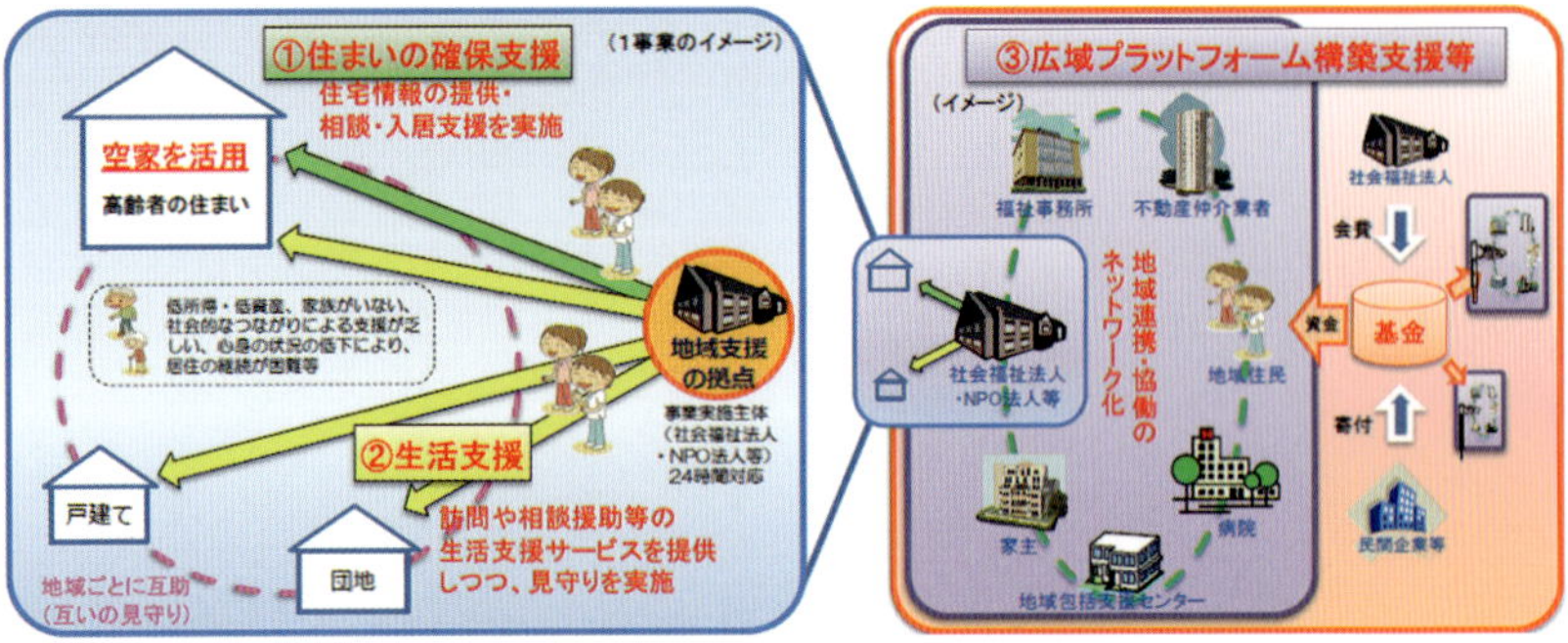

した住宅型有料老人ホームモデルを模索したいものだ。

3　空き家活用の地域善隣事業

今、人口の減少に伴って全国に空き家が増えている。総務省の調査（2008年）によると、全国には約757万戸の空き家がある。これは住宅全体の13％に当たる。特に東京都は75万戸、大阪府は63万戸と、大都市部に空き家が目立つ。

こうしたなか、国は**空き家を活用した低所得高齢者向けの住まい対策である「低所得高齢者等住まい・生活支援モデル事業」を予算化**し、2014年から開始させた。このモデル事業のコンセプトを**図表8**に示す。

モデル事業のもとになったのは、一般財団法人高齢者住宅財団の「地域善隣事業」である。

地域善隣事業は、地域での居住を継続できない低所得高齢者を対象に、地域包括ケアシステムの中心課題である「住宅」の問題を、これまでともすれば

関係の薄かった地域福祉との連携のなかで解決しようという新たな試みである。

事業は、①ハードとしての「住まい」の確保、②ソフトとしての「住まい方」の支援の2本柱からなる。

①の「住まい」の確保では、対象者の住まいにふさわしい物件の開拓、家主等との連携、住まいの物件情報の把握が、②の「住まい方」の支援では、支援対象者の把握、支援計画の作成、住まいの入居者同士や地域との互助の醸成、対象者と住まいのマッチング、対象者のニーズに応じた日常生活上支援が行われる。

そして地域善隣事業を円滑に推進するため**関係者のネットワーク・協働の場としての「プラットフォーム機能」が構築**される。具体的には地域における関係者のネットワーク・協力体制の構築、対象者の住まいにふさわしい物件の開拓、物件情報の共有、支援対象者の把握のための情報共有、情報開示等のあり方など事業の透明性や社会的信頼確保のためのルール作り、寄付の呼びかけなど民間財源確保の活動などがその機能となる。

プラットフォームに参加するのは、社会福祉法人、NPO法人、医療法人やその協同体など、事業拠点、地域に根差した活動を行う家主・不動産事業者、医療機関、介護事業所、住民組織、地域包括支援センター等が考えられる。

単身、夫婦二人暮らしでしかも要介護で低所得という高齢者がこれからは激増する。こうした高齢者を支える仕組みづくりが課題だ。サービスが外付けとなっている低所得者向けの住宅型有料老人ホームや、空き家対策と地域の介護・福祉事業とを組み合わせた地域善隣事業に期待したい。

Point

① 全国の約757万戸の空き家を活用した低所得高齢者向け住まい
② 「住まい」と「住まい方」の支援が2本柱

4　介護医療院

2018年4月介護報酬改定で新設された「介護医療院」が、関係者の間で注目の的だ。

介護医療院は、後述する介護療養病床6万3000床、医療療養病床8万床からの転換を目的とした、新たな介護施設類型だ。多くは、既存の病院の一部の療養病床が、病院内「介護医療院」に転換する。

2018年4月介護報酬改定では、その転換を促進するために、「移行定着支援加算」（93単位／日）が付くことになった。1日93単位の介護報酬ボーナスは大きい。例えば100床の療養病床が介護医療院に転換すると、1年間、真水で4000万円近くの報酬が入ることになる。このため、「療養病床から7万〜8万床程度が介護医療院に転換するのでは」との予測もされた。

ではなぜ今、介護医療院なのか。このことに入る前に日本の療養病床の歴史を振り返ってみよう。

実は療養病床問題は、日本の戦後の病院病床の成り立ちに深く根差している。これを先進各国と比べてみよう。先進各国とも第二次世界大戦後、戦後経済復興に伴う景気回復や医療技術の進歩もあって病院病床が急増する。1965年頃には、日本も欧米先進国も人口当たりの病床数では同じくらいに病院病床が増えた。

しかし、欧米の先進各国は1970年代のオイルショックを契機とした経済後退期に病院病床の構造改革に乗り出す。各国とも病院という「**治療の場**」**と**「**生活支援や介護の場**」**を明確に分離**して、急性期病床を絞り込む。それと同時に、地域にナーシングホームやグループホームを建設し、生活支援や介護の必要な入院患者については病院から地域への移行を図った。そして急性期病床は1床当たりの職員数を増やし、平均在院日数を短縮することで、その運営の効率化を図った。

ところが日本はこの流れに逆行した。田中角栄内閣が1973年に行った老人医療費無料化を契機に、国際的な基準で言えばナーシングホームのような施設を病院化して、多くの高齢患者の社会的入院の受入れに走った。その増加が急激であったことから、医療法上の医師、看護師の配置基準を満たさないような病院であっても、特例許可老人病院として続々と認可していき、こうした特例許可老人病院が当時なんと30万床も作られた。

それらはその後、介護力強化病院、療養型病床群となり、療養病床となった。そして2000年に介護保険制度が導入されたタイミングで療養病床は医療療養病床と介護療養病床とに分けられた。しかし、2006年に至り、医療費適正化を主張する経済財政諮問会議の提言を受け、療養病床の老人保健施設への転換と、介護療養病床の2011年度末までの廃止が決まる。

しかし老人保健施設への転換はなかなか進まず、結局、介護療養病床の廃止期限も6年間延長されて、2017年度末までに延期された。同時に、特例許可老人病院の名残りの医療療養病床の看護配置25対1も、医療法上の定員基準を満たさないため、廃止が決定された。

さて冒頭にも述べたように、この介護療養病床、医療療養病床の受け皿として新設されたのが「介護医療院」である。

介護医療院にはⅠ型とⅡ型があり、Ⅰ型は介護療養病床相当、Ⅱ型は老人保健施設相当である。その転換に当たっては、病院の大規模改修までは現状の施設を転用することで認められる。まずは2018年3月で廃止が決まっている療養病床からの転換が優先されるが、実は最近の人口減で病床が空き始めた一般病床からの転換や、精神病床からの転換、有床診療所からの転換、または無償診療所の敷地内での新設等の要望もある。ただ、Ⅰ型の新設については介護費用の負担増を懸念する市区町村から慎重論も出ている。

2019年6月現在、介護医療院は223施設、1万4444床までに増えた。新たな介護施設類型である介護医療院のさらなる増加に期待したい。

Point
① 「治療」と「生活支援・介護」を分けるための「介護医療院」
② 223施設・1万4444床（2019.6現在）と、いまだ拡大せず

Columna②

認知症グループホーム

長野の国立病院に勤務していたころの話だ。

長野県小諸市にある認知症高齢者のためのグループホームを訪問する機会があった。グループホームというのは、いわば街中にある高齢者の下宿屋さん、最大9人の認知症のお年寄りがスタッフとともに共同して生活をする場である。

このグループホームの玄関を入って最初の印象は、「なんて、静かで穏やかなんだろう」ということだった。入居しているお年寄りがゆったりとリビングのソファーに腰掛けて手作業をしている。とても認知症の方とは思えない。

このグループホームでは、訪問したときには6人のお年寄りたち（全員女性）が専門的な訓練を受けたスタッフとともに、一日中、家庭的な落ち着いた雰囲気のなかで生活していた。このため入居する前より認知症症状の進行が緩和して、場合によっては、在宅への復帰も可能だということだった。

訪問中、一人の入居者の方が、急にそわそわして、「家に帰る」と言いだした。職員の方は、それを見て、「では一緒に帰りましょう。お送りしますね」と言って、20分くらいかけて、グループホームの周囲を散歩して帰ってきた。そのときには入居者の方はすっかり落ち着きを取り戻していた。

「ここに入居する前はひとり暮らしだった方が多いのです。ひとり暮らしは認知症を悪化させますね」とお世話をしている臨床心理士の資格をもった方が言う。

「なるほど、人間はやっぱり独りでは生きていけないんだ。本当の家族ではなくても、家庭的で日常的な小さなグループの関係性のなかで、ようやく落ち着きを取り戻すのだ」と思ったしだいだ。

グループホームのスタッフをみていて、これはプロの仕事だとも思った。お年寄りにあれこれ世話を特に焼くわけでもなく、見守ることのほうが多いのだろうが、グループホーム全体にスタッフの気配りや目配りが行き届いている感じがする。まるで「家庭的雰囲気づくりのプロのわざ」といった感じさえした。

さて、グループホームを見学して、若くして急逝した友人の建築家のことを思い出した。彼は若いときにスウェーデンに留学して帰国して以来、老人ホームの個室化やグループホームの普及に力を注いでいた。彼とは以前、新宿戸山の国立医療・病院管理研究所で一緒に働いたことがある。敬虔なクリスチャンで、奥様と2人の子どもを残して急に亡くなった彼が、その普及に最期まで力を注いでいたのがこのグループホームだった。

「何も言えない認知症のお年寄りに代わって、ボクが言わなければ。これがボクの務めだと思うよ」と言って、死の直前まで忙しく全国を飛び回っていた。

彼というのは京都大学の教授であった外山義（とやまただし）さんのことで、『グループホーム読本』（ミネルバ書房）などの著書がある。52歳の若さで突然この世を去ったが、彼の遺志は確実に継がれていると感じた。

第3章　診療報酬改定と在宅への流れ

1　在宅復帰率包囲網

２０１４年診療報酬改定は、その前の２０１２年改定に引き続き、２０２５年へ向けての医療提供体制の改編の第2段であり、その**重要課題は医療機関の機能分化・強化と連携、在宅医療の充実等**であった。

重点課題とされたのは具体的には、36万床近くにまで膨れ上がった看護配置7対1病床の削減と、２０２５年へ向けて充実強化が望まれている急性期後の受け皿となる「地域包括ケア病棟」の創設、そして質の高い在宅医療の確保の3つであった。

そしてここで7対1入院基本料の平均在院日数、重症度、医療・看護必要度の算定要件の厳格化とともに、**7対1要件にはじめて「在宅復帰率」の指標が導入**された。

在宅復帰率の計算式では、在宅復帰先を、自宅、回復期リハビリテーション病棟、地域包括ケア病棟、在宅復帰機能強化加算を届けている療養病床、居住系介護施設または在宅強化型介護老人保健施設と限定したうえで、その率は75％と設定された。

もう1つ報酬改定の目玉とされたのは、**地域包括ケア病棟の創設**である。地域包括ケア病棟は、今後急増する高齢者のために、①急性期病床からの患者受け入れ機能（ポストアキュート）、②在宅等にいる患者の緊急時の受け入れ機能（サブアキュート）、③在宅への復帰支援機能の3つを備えた病棟として創設された。そしてこの3番目の機能である在宅への復帰支援機能を評価するにあたっても「在宅復帰率70％以上」が導入されることになった。

図表9　在宅復帰率包囲網

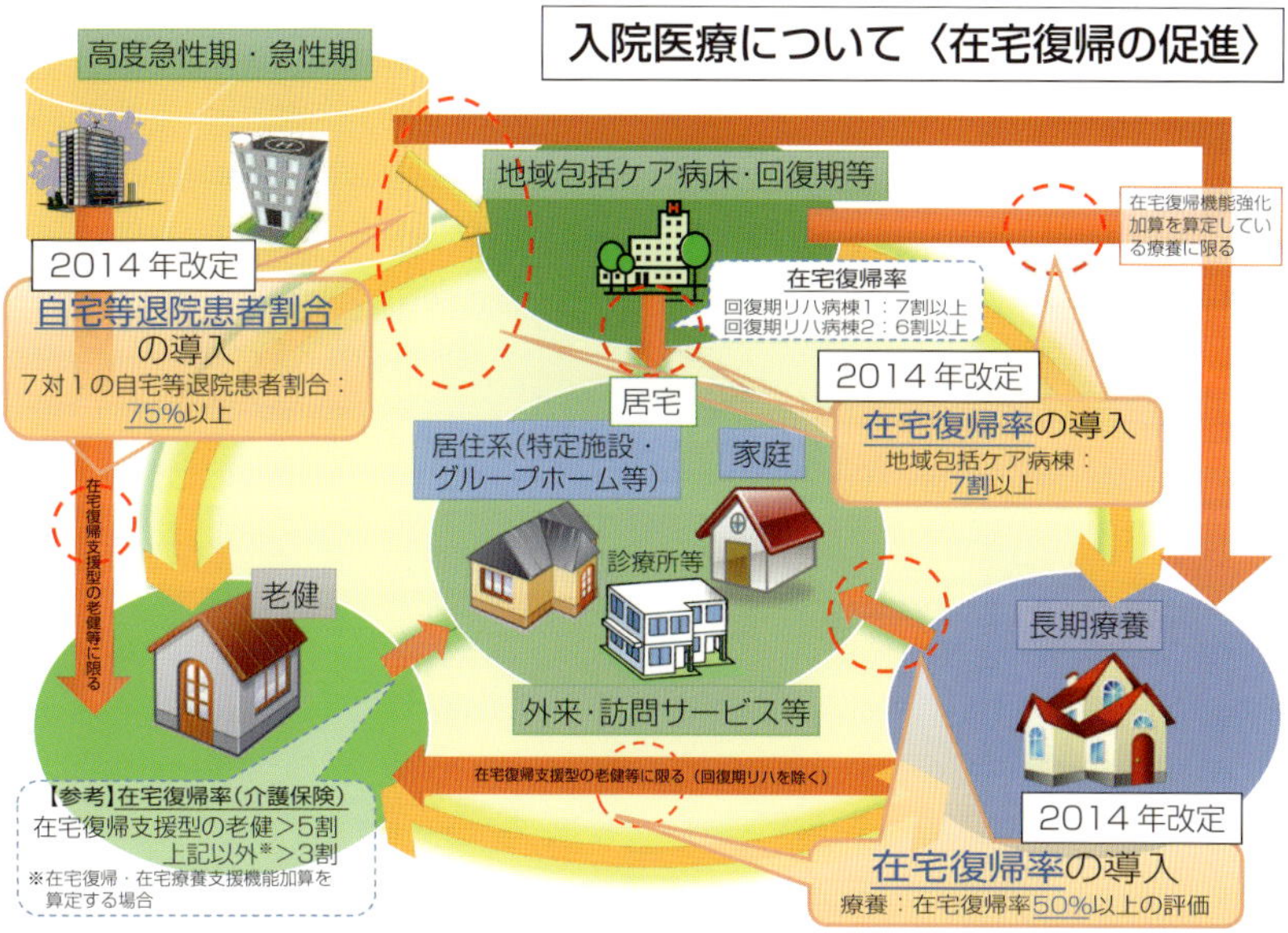

出典：2014年度診療報酬改訂資料

その後さらに療養病床についても在宅復帰率50％以上という在宅復帰機能強化加算を備えた療養病床が新設された。

在宅復帰率については、それまでにも回復期リハビリテーション病棟、在宅復帰支援型の老健などで導入されていた経緯がある。この改定で、急性期から回復期、慢性期のすべてに在宅復帰率が導入されたわけだ。これにより在宅復帰への全包囲網が確立された（**図表9**）。

このように、病院をはじめとして介護保険施設に至るまで、**すべての道が在宅へと流れだす**ことになった。このため、その在宅の受け皿としての地域包括ケアシステムの構築が急がれた。

地域包括ケアシステムの構築については、2014年6月に成立した地域医療介護総合推進法に基づく「新たな基金」の創設に期待が寄せられた。新たな基金とは、2014年度予算政府案でも示されたように、厚生労働省が「新たな財政支援制度」として検討を進めた基金制度のことで、国と地方あわせて904億円である。

消費税財源を基に、機能分化・連携を進める医療機関への補助財源とするほか、地域包括ケアシステムの構築を推進する目的で、在宅医療・介護サービスの充実にも活用できるようにしたものだ。

具体的には、①病床の機能分化・連携に必要な事業、②在宅医療・介護サービスの充実のために必要な事業、③医療従事者等の確保・養成のための事業――の3つの事業領域を補助対象とし、国と都道府県の負担割合はそれぞれに3分の2、3分の1となる。毎年4月中旬から都道府県の個別ヒアリングが始まり、7月に交付要領が国から発出され、9月には都道府県が計画策定を行い、10月には国からの内示が下りるというスケジュールだ。

なお、国の新基金の説明では担当者からは、「できる限り県内の多くの関係者から意見を聞いたうえでまとめてほしい。どれくらい県内の意見を反映しているかが大事」、「新基金は拠点病院などの個別の強化充実に使うのでなく、複数の関係者が取り組む複数の事業の組合せで、あくまでも地域包括ケアの底上げにつながる事業にしてほしい」旨の発言があった。

2 新設された退院支援加算

2016年7月、新潟市で全国の国立大学付属病院の連携関係者の全国連絡会である、「第13回国立大学医療連携・退院支援関連部門連絡協議会」が開かれた。そのとき、話題の中心になったのが、同年4月診療報酬改定で新設された「退院支援加算1」だった。

「退院支援加算1」は、それまでの「退院調整加算」と「地域連携診療計画管理料（地域連携クリティカルパス）」を合体したうえで施設要件強化を図ったものだ。同時に「地域連携診療計画管

Point
① 2014年改定で急性・回復・慢性期の要件に「在宅復帰率」を導入
② 在宅への流れを完成させるための「地域包括ケア」

理料」は算定実績が少ないことを理由に廃止された。

それまで国は10年にわたり脳卒中や大腿骨近位部骨折、がんに関する疾病別連携パスを診療報酬で後押ししてきたが、これが一挙に廃止となったのだ。たしかに算定件数は少なかったとはいえ、これまで疾病別の地域連携パスを推進してきた関係者からはため息がもれた。

ただ、地域連携パスのコンセプトとそのものは退院支援加算1でも受け継がれ、地域連携パスが全廃されたわけではない。地域連携パスは退院支援加算1を取得している病院では従来どおりの点数で「加算」として得られることになった。

その他の退院支援加算の要件のなかで話題になったのは、**退院調整のための人員要件の充実化**である。

当時、2病棟ごとに1名以上の退院調整専任の看護師あるいは社会福祉士を配置することは、病棟数の大きい大学付属病院ではハードルが高く、国立大学付属病院43病院の内でも退院支援加算1を取得しているのはまだ数病院にすぎなかった。

また、医療機関間の顔の見える連携の構築で、「20カ所以上の連携する医療機関等の職員と年3回以上の面会を実施」という要件もハードルが高いものだった。ただ、これは退院支援加算1を取得している病院の、「関連医療機関や介護福祉施設との地域連携パス会議のあとグループワークを実施して、そこで病院担当者と連携先の施設担当者の個別面談を行うことでクリアできる」という発表があり、注目を集めた。

その他、「介護支援連携指導料」の算定もケアマネジャーが病棟に来棟する機会をとらえて小まめに算定することでクリアする必要性があげられた。

退院支援加算1は、その後の**病院の退院支援体制の標準**となった。

Point
① 地域連携パスを「退院支援加算」で評価
② 「退院支援加算１」は病院の退院支援体制の標準になった

在宅医療関係者や介護関係者にも「退院支援加算」の内容をよく理解し、病院との積極的な関係作りにかかわることが求められた。ポイントは「病院との顔の見える関係作り」と「ケアマネジャーの病棟への訪問」と、新たに配置される病棟ごとの退院調整専任の看護師あるいは社会福祉士との連携だ。

3 入退院支援～入院前から始める退院支援～

2018年診療報酬改定へ向けて、中医協で行われた「入院医療等の調査・評価分科会」（座長筆者、以下「入院医療分科会」）では、それまでの入院中の患者の退院を円滑に進めるための「退院支援」の評価に加えて、**入院前から行う退院支援が、「入退院支援」として議論**された。

資料によれば入退院支援は、地域包括ケアシステムのなかで患者が状態の変化とともに退院後に多様な医療・介護サービスを利用することを想定し、患者やその家族の希望に寄り添いながら患者の療養場所を適切な時期に適正に移行させるためには、入院前から患者・家族にかかわることの必要性とその評価の在り方を考えるべきとしたものである。具体的には、「外来、入院時から退院後の生活を見据えた支援が必要」「外来部門と入院部門（病棟）との連携が必要、地域と入院医療機関との連携が重要」とされた。

さて、こうした「入退院支援」の具体的な仕組みのイメージはどのようなものだろう?

例えば東北大学病院（1225床）では、すでに2015年から「入退院センター」の運用を開始している。

入退院センターでは入院が決定した患者に、入院案内や情報収集、退院阻害要因のスクリーニン

Point
① 退院を阻害する「介護力」「経済状態」「ADL 低下」「服薬管理」―などを“入院時”から把握してサポートする

グを行い、必要時、病棟の多職種に情報提供がなされる。病棟では入退院センターから情報提供のあった退院阻害要因の内容を分析し、退院支援に活用する。

退院阻害要因は、「介護力」が最も多く、次いで経済状態、ＡＤＬ低下、服薬管理、退院先の選択、問題行動、その他であった。退院阻害要因は入院前から明らかになっていて、支援可能なものも数多い。このため**入退院センターにおける情報収集によって、早期からの退院支援**が可能になったという。

また沖縄の中部徳洲会病院（３３１床）では、２０１６年から「入退院サポートセンター」を設置し、ソーシャルワーカーの配置を行い、運用を始めた。入退院サポートセンターのソーシャルワーカーは看護師とともに入院予定患者を問診し、退院先の移行確認、各種制度案内などを行う。従来は、患者の入院後にソーシャルワーカーが退院困難な患者を抽出し、患者・家族面談を行っていたが、これを入院前から行うことにより早期介入が図れるようになったという。

入退院支援に先駆けて、各地ではすでにこうした入退院支援センターの動きが活発化していた実態があった。地域のケアマネジャーも入院中の患者を病棟訪問し、病院スタッフと意見交換をしてきた。そしてこの仕組みは診療報酬でも「介護支援連携指導料」として評価されてきた。

これからはこの仕組みを入院前にも拡大して、ケアマネジャーが入院前に病院の入退院支援センターに来訪して、患者の退院後のケアプランの相談に乗ってほしいものだ。これからは「入院前から始める退院支援」が合言葉になるだろう。

４　在宅の限界点を上げる①　看護小規模多機能型居宅介護（看多機）

在宅で最期まで過ごすというのは、実はなかなかむずかしい。日本看護協会は在宅療養を困難にしている要因を関係者にヒアリング調査した。

まず医療関係者は以下のように述べている。「家族が在宅介護で疲れてしまい、レスパイト的な緊急入院が多い」、「がんなどで動けなくなるのは最期の数週間だが、その期間を在宅で支えてくれるサービスがない」、「医療機関ではなく、生活の場に、タイムリーに医療や看護が入れる柔軟な仕組みがない」。

そして家族は言う。「家で看取るというイメージがつかめない」、「在宅療養で困ったことや不安を身近に相談する相手がいない」、「医療依存度の高い人を受け入れてくれるショートステイがない」。

こうした要因が「在宅ははじめからムリ、あるいはこれ以上の在宅はムリ」という在宅の限界点となって表れてくる。

ただこうした「在宅限界点」も、利用者や家族の状況に応じて在宅療養を柔軟に支援する仕組みがあれば、引き上げることもできるに違いない。

こうした柔軟なサービスとして、今、注目されているのが、**「看護小規模多機能型居宅介護（看多機・かんたき）」**と**「24時間定期巡回・随時対応サービス」**である。ここでは、この2つのサービスの現状と課題をみていこう。

まず看多機とは、在宅療養の限界点を引き上げるために、多様な在宅療養サービスを一つの事業所で一体的に継続的に提供する仕組みだ。

もともとは2010年の社会保障審議会介護保険部会において、「訪問看護、訪問介護、通所、宿泊、相談等の機能を一体的に提供できるサービス」が必要ということで、これまでの「訪問看護」と「小規模多機能型居宅介護（訪問介護、通所、宿泊）」を合わせた「複合型サービス」とし

Point
① 「看多機」の柔軟なサービスが家族の「在宅限界点」を引上げる
② ただし、マネジメントのむずかしさ、報酬の低さから増加せず

て提案されたものだ。これが、２０１５年の介護報酬改定で名称を変えて「**看護小規模多機能型居宅介護**（看多機・かんたき）」となった。

看多機は、お泊りでも、通いでも、訪問看護でも、利用者のニードに合わせてフレキシブルに対応できるサービスだ。戸建てで、通所スペース、宿泊ルーム、キッチン、バス、訪問看護ステーションを備えている。各自治体も看多機建設に対して補助金を出して支援している。ただ、なかなか看多機は広がらない。２０１７年3月末時点で、全国３５７カ所だ。

広がらない理由としては、まだその機能が周知されていないこと、フレキシブルなサービスであるがゆえに、マネジメントがむずかしいこと、もともと小規模多機能型居宅介護の介護報酬上の評価が低かったことなどが考えられる。

厚労省はこれに対して２０１５年介護報酬改定で看多機の登録定員の緩和、総合マネジメント体制強化加算の創設、事業開始時支援加算の延長などで看多機を後押ししている。

5 在宅の限界点を上げる② 24時間定期巡回・随時対応サービス

「在宅限界点を引き上げる」サービスとしての「看多機」に続いて期待されているのが「24時間定期巡回・随時対応サービス（24時間サービス）」である。

この24時間サービスの基本コンセプトは、２０１１年2月に公表された「24時間地域巡回型訪問サービスのあり方検討会」（座長さわやか福祉財団理事長、堀田力）の報告書がもとになっている。

検討会では**24時間サービスの基本コンセプト**を以下のように提案している。

①1日複数回の定期訪問と継続的アセスメントを前提としたサービス

②短時間ケア等、時間に制約されない柔軟なサービス提供
③随時の対応を加えた安心サービス
④24時間対応
⑤介護サービスと看護サービスの一体的提供

つまり24時間サービスは、訪問介護と訪問看護が一体的、または密接に連携しながら、短時間の定期巡回型の訪問を行うこと、そして利用者の電話コール等を通じて利用者ニーズに随時に対応を行うことに特徴があると言える。

2012年4月にスタートした24時間サービスであるが、スタートして4年後の2016年9月末、24時間サービスは、実施保険者数が386自治体、908事業所、1日当たり利用者数は1万5000人にまで増えている。

その内訳は1事業所で訪問介護・看護を提供する「一体型」が351、訪問介護事業所と訪問看護ステーションとが連携して行う「連携型」557であった。事業所の所在地は、やはり政令都市、人口10万~30万人の大都市に集中している。

24時間サービスの実情について、2012年4月のサービススタート前、2011年度厚生労働省老人保健健康増進等事業で行われたモデル事業の調査結果では、モデル事業を実施した52自治体で1084名の利用者がいた。平均要介護度が3・0で、独居、高齢者世帯が全体の66・6%を占めていた。圏域の平均移動時間が15・7分、1日当たりの平均訪問回数は2・6回、1回当たりのサービス提供時間は20分未満が32・3%、20分未満の定期巡回訪問では、排せつ介助(食事準備、服薬管理)のほか、安否確認や見守りなど多様なサービスが提供されていた。

Point

①「24時間サービス」は、短時間の定期巡回と、電話コール等による随時対応が特徴

②生活のリズム作りや、精神的な安定に効果あり

効果として、24時間サービスの定期的な訪問により利用者の生活にリズムが生まれ、また利用者や家族の安心にもつながった、さらに病院からの退院直後や一時的に状態が不安定な時期に集中的なケアを行うことで在宅生活の安定につながったことも明らかになった。

24時間サービスは「在宅の限界点」を上げるサービスとして今、注目されている。サービス利用者は2025年へ向け、現在の1日当たり1万5000人から、10倍の15万人増が見込まれている。さらなる24時間サービスの事業所数の拡大を期待したい。

6　療養通所と訪問看護

療養通所介護とは、医療と介護の両方を必要とする中重度の要介護者が対象の通所サービスだ。対象患者は、常時、看護師による観察が必要な患者で、例えば脊椎損傷による麻痺のある人、アルツハイマー病で全身の拘縮がみられる人、がん末期で気管切開をしている人、留置カテーテルのある人など、医療ニーズの高い重度要介護者だ。

療養通所介護ではこうした利用者の入浴、排せつ、食事等の介護その他の日常生活の世話と機能訓練を行う。このため療養通所介護は一般のデイサービスとは異なり、いわば医療と介護を合わせたデイサービスと言うことができる。

こうした医療ニーズの高い利用者が利用する療養通所介護事業所では、管理者には訪問看護の経験のある看護師が当たり、ケアスタッフには専従の看護師が1名配置される。利用定員は9名以下で、利用者数1・5人に対して、看護師または介護職員の1名以上の配置が要件で、きめ細かく手厚いサービスが提供される。また、利用者の専用の部屋面積は1人当たり6・4㎡で、ほかの部屋から遮断されていることが必要だ。そして介護料は要介護度に関係なく利用時間で決められている。

このサービスは２００６年4月にスタートしたが、**事業所は全国で81カ所と、きわめて少ない。理由はやはり採算性**だろう。

要介護度で中重度を対象とし、医療的にも重い患者も多いため、容態変化で急にデイサービスを休むことも多く、どうしても利用者人数が変動しがちだ。また看護師、介護士の休みも含めた人員配置も、通常のデイサービスより手厚いが、それに見合った介護報酬になっていない。さらに手のかかる入浴、送迎、処置などに加算があるわけでもない。このため、全国の療養通所介護の85％が赤字とも言われている。このように経営がきびしければスタッフ数も増やせず、それにより利用者数も伸びず、常態的な赤字というのが実態だ。

療養通所サービスの利用者は、自宅で訪問看護を受けている人も多い。こうしたことから、**療養通所サービスを訪問看護事業所に併設して行ってはどうだろう**。

実際に訪問看護ステーションに療養通所サービスを併設している事業者もある。経営的に安定しない療養通所介護を訪問看護と組み合わせることで、利用者確保につながり、経営が安定化するのではないだろうか。また医療ニーズの高い重度者を受け入れる療養通所介護事業所が少ないので、受け入れを行い評判になれば、訪問看護の利用者件数の増加にもつながり、重症者が増えるので一回訪問当たりの単価もアップする。訪問看護ステーションにリハビリセラピストがいる場合には療養通所リハでも活用できる。

さらに、療養通所介護と訪問看護の組合せは、実は新人研修にも向いている。在宅先に同行して行う訪問看護の新人実習を、療養通所介護事業所のなかで行うことができる。また、訪問看護ばかりでなく療養通所介護でも働きたいという看護師もいるので、そうした看護師リクルートにも適し

Point

① 医療ニーズの高い重度要介護者向けの「療養通所介護」

② 訪問看護事業所への併設で経営が安定するのでは？

ている。

それにしても療養通所介護の介護報酬が低いので、まずは次回改定で介護報酬を引き上げる必要があるだろう。併せて診療報酬で訪問看護ステーションとの併設型の療養通所介護の組合せを評価してはどうだろうか。

Columna③

在宅物流と医療材料の分割販売

一度、鎌倉にある在宅療養支援診療所を見学したことがある。このとき、診療所の医療材料の在庫の多さに驚いた。年に数本も使わない気管チューブが、各種サイズ何箱も並んでいた。おそらくこれらの在庫の多くがデッドストックになるのではと心配になった。

厚労省の調べによると、在宅療養支援診療所の52％、一般診療所の47％が「使用頻度の低い医療材料の不良在庫が在宅医療の問題だ」と答えている（２０１１年7月医療計画見直し検討会資料より）。

実際、診療所で使用する医療材料、例えば尿道カテーテル、注射シリンジ、気管チューブなどを卸に注文すると、どかんと50本入り、１００本入りの箱が届く。病院ではあるまいし、診療所でこんなに使い切れるはずがない。

どうして医療材料のバラ売り（分割販売）ができないのだろうか？

行政の見解によれば、製造業者がはじめから小包装・個別包装で製造した製品であれば問題ないという。しかし医療材料メーカーが気管チューブ1本入り、注射シリンジ、注射針1本入りの個別包装品を作るとはとても思えない。また、これまでの病院中心の医療では、医療材料を一度に大量消費するので、小包装品を作る必要もなかった。

しかしこれから在宅医療が広がると、物流の在り方も変わらざるを得ない。在宅物流はいわば毛細血管物流だ。注射針1本からの需要に応じて運ぶ必要がでてくる。

これらの事情を受けて、国も２０１４年4月に販売業者が分割販売を認める通知を出す。「医療機器販売業者において、医療機器の直接の容器又は直接の被包を開き、小包装単位で供給する行為（分割販売）は、特定の需要者の求めに応じて行う場合に限って認められる」というものだ。

その分割販売を最初に手掛けたのが医薬品卸の東邦薬品であった。なかでも問題意識をもって関係者の間をかけまわり、分割販売の道を切り開いたのが同社の伊藤大史さんだ。以前、伊藤さんは国際医療福祉大学の大学院生で、医療材料の分割販売を大学院の課題として取り組んでいた。この努力が実を結び、現在、東邦薬品は１万種類にのぼる医療材料を、注射針１本、カテーテル１本、輸液ライン１個から送料無料で届けるサービスを行っている。

東邦薬品は、いまや在宅の医療材料の毛細管物流を下支えし、診療所の不良在庫解消の強い味方になっている。おかげで伊藤さんは東邦薬品の社長賞にも輝いた。

第4章　脱病院化と地域包括ケアシステム

1　地域医療構想と在宅への流れ

２０１５年に「地域医療構想策定ガイドライン等に関する検討会（座長：遠藤久夫・学習院大学経済学部長、以下、ガイドラインとする）」で取りまとめられたガイドラインは、２０２５年へのあるべき医療提供体制をそれぞれの地域で構築していくための指針であり、**２０１８年からスタートした第七次医療計画の作成にも反映**されている。

ガイドラインには、急性期医療ばかりでなく、慢性期や在宅の医療提供に関する指針も含まれた。この意味で、その後の在宅医療を考えるにあたって、きわめて重要なガイドラインであったと言える。

まず、地域医療構想の策定プロセスを見ていこう。

ガイドラインでは、まず二次医療圏に相当する「**構想区域**」**を設定**し、次に**構想区域ごとに医療需要の推計**を行う、そして構想区域ごとの地域医療構想調整会議において**医療提供体制の協議を行う**というプロセスが想定された。

構想区域は、二次医療圏をベースとしつつ、当該医療圏の人口規模、患者の受療動向、疾病構造の変化、基幹病院までのアクセス時間等を勘案して柔軟に設定するとされた。

医療需要（患者数）については、以下の４つの病床機能区分、高度急性期、急性期、回復期、慢性期（在宅医療含む）ごとに、医療資源投入量から、医療需要（患者数）を推計するとしている。ただ、慢性期と在宅は一体的に考えて、その療養病床の入院受療率をもとに患者数を推計するとされた。

そして、地域医療構想調整会議において、この医療需要に基づいて医療供給体制（必要病床数等）を協議するとしている。

以上の策定プロセスのなかでも、**議論を呼んだのが、「医療需要」の推計方法**だ。

医療需要については、先述したように構想区域ごとに高度急性期、急性期、回復期および慢性期ごとに算出する。このうち、高度急性期、急性期および回復期については、DPCデータおよびナショナルレセプトデータベース（NDB）の出来高部分の多寡を基に、構想区域ごとに算出する。

しかし慢性期医療や在宅医療は、出来高部分が包括になっていることもあり、DPCやレセプトデータが使えない。このこともあり、療養病床の入院受療率を用いるとされた。

具体的には、療養病床と在宅医療等を受ける患者については、両者を一体の医療需要ととらえ、そのうち、どの程度の患者を療養病床で対応するか、あるいは在宅医療で対応するかについては、療養病床の入院受療率等により推計するという考え方である。

そして在宅医療等へ移行する患者数については、在宅医療の受け皿整備により、「現在の療養病床で入院している状態の患者は、2025年には在宅医療等での対応となる」として推計するとした。

しかし、この考えには異論も多くあった。「そもそも療養病床と在宅医療を一体的に考えること自体が妥当とは思えない」、「療養病床の入院受療率は都道府県によってばらついている。また入院受療率も一般病床や在宅医療の利用の実態調査も含めてトータルに把握する必要ある」などの意見が出された。

こうした地域医療構想のガイドラインをもとに2025年の必要病床数、在宅の必要量を推計し

Point
① 地域医療構想で、患者が在宅に流れる
② 在宅必要量は、2015年からの10年で30万人増加

たところ、**全国で病床数は15万床減少、在宅必要量は30万人増える**ことになった。このように、地域医療構想は病床から在宅への大きな流れを作ることとなった。

2 地域包括ケアシステムと行政の役割

2014年7月下旬、真夏の暑さのなか、大学院生たちを連れて千葉県柏市を訪れた。厚労省の地域包括ケアシステムのモデル事業の事例集にも掲載された**柏プロジェクト**を見学するためだ。

もと柏市の保健福祉部長で現在は東京大学高齢社会総合研究機構の学術支援専門職員の木村清一さんに案内していただいて、柏市の豊四季台団地の一角の地域包括ケアシステム拠点を見学した。

まず案内されたのが、豊四季台団地内に作られた、**〝地域拠点ゾーン〟**だった。これは地域包括ケアシステムを「見える化」したもので、サービス付き高齢者向け住宅や特別養護老人ホームや、訪問看護ステーション、小規模多機能型居宅介護事業所、在宅療養支援診療所、地域包括支援センター、保険薬局、そして医師会・薬剤師会・歯科医師会の3師会事務所が一同に入っている「柏地域医療連携センター」などが集中している。

ここを訪れてみて、なるほどと思ったのは、このように物理的にそれぞれの施設が集中していると関係者の連携も行いやすいし、それに**「地域包括ケアシステム」のイメージが住民にも一目でわかる「テーマパーク効果」があるということだ。**

このため柏プロジェクトには全国からの見学がひっきりなしで、我々が見学した当日は、外国からの見学者も訪れていた。

さてここからは木村さんから聞いた柏プロジェクトの成り立ちのお話を紹介しよう。

このプロジェクトは当時、柏市の保健福祉部長をしていた木村さんのもとに、元厚生労働省の事務次官で、退官後、東大の高齢社会総合研究機構に移ることになっていた辻哲夫さんが訪ねるところから始まる。

２００９年に辻さんが柏市の木村さんを訪問したその日から、意気投合した二人の間でプロジェクトがスタートしたという。これに当時、老朽化した豊四季台団地を再開発しようとしていた都市機構が加わり、プロジェクトが具体化する。

まず最初に木村さんや辻さんが行ったことは、２００９年2月に柏市、東大、都市機構の三者による研究会を発足させることだった。この研究会で、柏市の高齢化の現状のデータ収集や分析を行った。そして市民啓発のシンポジウムを開催した。それから柏市の役所のなかでの連携体制をつくり、医師会へ働きかけを行った。そして次々とプロジェクトを立ち上げては実現して、今日に至っているという。

成功のポイントについて木村さんは以下の7点を挙げていた。

①まちの高齢化の現状と課題を明らかにした
②まちの将来に危機感をもつ人を巻き込んだ
③まちの地域特性を活かした市民活動を活発化した
④行政組織内部に、協働や連携の体制を作った
⑤大学や学術研究機関とのつながりをもてた
⑥プロジェクトの事務局機能をもつ新たな行政組織を柏市に設置した
⑦首長が長寿社会に強い関心をもち、様々な場面で「夢」を語った

木村さんのお話を聞き、地域包括ケアシステムの成功には、自治体行政の役割、特にそのプロデュース力が決め手だと感じた。

Point
① 老朽化した団地を活用し地域包括ケアシステムの各施設を集結
② 自治体のプロデュース力が成否を分ける

3　地域包括ケアシステムと在宅医療・介護連携支援センター

２０１４年６月に国会で可決成立した、**医療・介護総合確保推進法**（正式名称「地域における医療及び介護の総合的な確保を推進するための関係法律の整備等に関する法律」）を受けて、**地域包括ケアシステムの構築が本格化**した。

この地域包括ケアシステムの構築に欠かせないのが、在宅医療と介護の連携である。

それまでの在宅医療と介護の連携推進については、厚生労働省医政局の在宅医療連携拠点事業（２０１１年度、２０１２年度）と在宅医療推進事業（２０１３年度）のなかで、課題の抽出や研修事業などが行われ、これらの事業は一定の成果を挙げてきた。

そして、医療・介護総合確保推進法の改定介護保険法のなかでは、先の事業は、「**在宅医療・介護連携推進事業**」となり、市区町村の「地域支援事業」として定着、普及が図られることとなった。

こうして法制化が図られた「在宅医療・介護連携推進事業」は、具体的には以下の（ア）から（ク）の事業からなっていた。

（ア）地域の医療・介護サービス資源の把握
（イ）在宅医療・介護連携の課題の抽出と対応の協議
（ウ）在宅医療・介護連携支援センター（仮称）」の設置
（エ）在宅医療・介護サービスの情報の共有支援
（オ）在宅医療・介護関係者の研修
（カ）24時間３６５日の在宅医療・介護サービス提供体制の構築

Point

①「在宅医療・介護連携支援センター」が、相談受付けや情報提供窓口として、地域包括ケアシステム構築の要となる

②運営には、区市町村と郡市医師会の協力が不可欠

料金受取人払郵便

神田局
承認

7769

差出有効期間
2021年9月
27日まで

101-8795

308

（受取人）
東京都千代田区神田神保町2-6
（十歩ビル）

医学通信社 行

TEL. 03-3512-0251　FAX. 03-3512-0250

【ご注文方法】

①裏面に注文冊数，氏名等をご記入の上，弊社宛にFAXして下さい。
　このハガキをそのまま投函もできます。
②電話(03-3512-0251)，HPでのご注文も承っております。
→振込用紙同封で書籍をお送りします。(書籍代と，別途送料がかかります。)
③または全国の書店にて，ご注文下さい。

(今後お知らせいただいたご住所宛に，弊社書籍の新刊・改訂のご案内をお送りいたします。)

※今後，発行してほしい書籍・CD-ROMのご要望，あるいは既存書籍へのご意見がありましたら，ご自由にお書きください。

注 文 書

2019.11

※この面を弊社宛にFAXして下さい。あるいはこのハガキをそのままご投函下さい。

医学通信社・直通FAX→03-3512-0250

お客様コード	(わかる場合のみで結構です)		
ご住所〔ご自宅又は医療機関・会社等の住所〕		電話番号	
お名前〔ご本人又は医療機関等の名称・部署名〕	(フリガナ)	ご担当者	(法人・団体でご注文の場合)

〔送料〕1～9冊：100円×冊数，10冊以上何冊でも1,000円(消費税別)

書 籍	ご注文部数	保険審査委員による“保険診療&請求”ガイドライン〔2019年6月刊〕	
診療点数早見表 2019年4月増補版〔2019年4月刊〕		最新・医療用語4200 2019年新版〔2019年4月刊〕	
DPC点数早見表 2019年10月版〔2019年9月刊〕		診療報酬Q&A 2019年版〔2019年2月刊〕	
薬価・効能早見表 2019年10月版〔2019年9月刊〕		在宅診療報酬Q&A 2019年版〔2019年2月刊〕	
受験対策と予想問題集 2019年後期版〔2019年9月刊〕		患者接遇パーフェクト・レッスン 2019年新版〔2019年2月刊〕	
介護報酬早見表 2019年10月版〔2019年9月刊〕		診療情報管理パーフェクトガイド 2019年新版〔2019年2月刊〕	
介護報酬サービスコード表 2019年10月版〔2019年9月刊〕		保険診療ルールBOOK 2019年版〔2019年2月刊〕	
医療&介護ハンドブック手帳 2020〔2019年9月刊〕		DPC請求NAVI 2018-19年版〔2018年10月刊〕	
医療&介護の職場トラブルQ&A〔2019年9月刊〕		請求もれ査定減ゼロ対策 2018-19年版〔2018年11月刊〕	
窓口事務【必携】ハンドブック 2019年版〔2019年10月刊〕		手術術式の完全解説 2018-19年版〔2018年7月刊〕	
2040年―医療&介護のデッドライン〔2019年11月刊〕		臨床手技の完全解説 2018-19年版〔2018年6月刊〕	
“リアル”なクリニック経営―300の鉄則〔2019年12月刊〕		在宅医療の完全解説 2018-19年版〔2018年10月刊〕	
外保連試案 2020〔2019年11月刊〕		医学管理の完全解説 2018-19年版〔2018年7月刊〕	
最新 検査・画像診断事典 2019年4月増補版〔2019年4月刊〕		医師事務作業補助実践入門BOOK 2018-19年版〔2018年11月刊〕	
診療報酬・完全攻略マニュアル 2019年4月補訂版〔2019年4月刊〕		労災・自賠責請求マニュアル 2018-19年版〔2018年9月刊〕	
レセプト総点検マニュアル 2019年版〔2019年4月刊〕		プロのレセプトチェック技術 2018-19年版〔2018年8月刊〕	
【医療事務】実践対応ハンドブック 2019年版〔2019年4月刊〕		保険審査Q&A 2018-19年版〔2018年11月刊〕	
最新・医療事務入門 2019年版〔2019年4月刊〕		病気&診療 完全解説BOOK 2019年新版〔2019年2月刊〕	
公費負担医療の実際知識 2019年版〔2019年4月刊〕		ドクターの“働き方改革”28メソッド〔2018年11月刊〕	
医事関連法の完全知識 2019年版〔2019年4月刊〕		医業経営を“最適化”させる36メソッド〔2017年11月刊〕	
医療事務100問100答 2019年版〔2019年4月刊〕		(その他ご注文書籍)	

『月刊/保険診療』 購読申込み ※希望する番号(①～③)あるいは文字を○で囲んで下さい

① 定期購読を申し込む 〔 〕年〔 〕月号から 〔 1年 or 半年 〕

★「割引特典」(口座自動引落し+1年契約)を 〔 希望する or 未定 〕

② 単品注文する(年 月号 冊)

③ 『月刊/保険診療』見本誌を希望する(無料)

（キ）地域住民への普及啓発

（ク）二次医療圏内・関係市区町村の連携

以上のような事業実施の要となったのが、（ウ）の「**在宅医療・介護連携支援センター**（**仮称**）」である。このセンターの運営には、区市町村と郡市医師会の協力が欠かせない。同センターは郡市医師会や、地域包括支援センターまたは市区町村役場に設置することとされた。介護保険の知識を有する看護師、医療ソーシャルワーカー等を配置し、地域の医療・介護関係者、地域包括支援センター等からの相談を受け付ける。また、地域の在宅医療・介護関係者、地域包括支援センターに対して、在宅医療・介護連携に関する情報提供等を行う。

さらに同センターは退院支援ルールが整備されていない地域における、医療機関から在宅への円滑な移行が困難な事例について、医療・介護の関係者に対して、調整支援や、利用者・患者または家族の要望を踏まえた地域の医療機関・介護事業者の紹介を行うとされた。引き続き在宅医療・介護連携支援センターの活動に期待したい。

4　医療と介護のケアサイクル

団塊の世代700万人が後期高齢者となる2025年、65歳以上人口は3657万人に達する。その内訳を見てみると、65～84歳の高齢者人口は2921万人、そして85歳以上の高齢者は736万人となる。

このうち65～84歳の人口についてその推移をみると、2025年をピークに減少に転じる。しかし一方、85歳以上人口については2025年に736万人に達したあと、さらに増え続けて2060年にはなんと1149万人にも達する。

日本の高齢化の特徴はこの85歳以上人口が今後、半世紀にわたって増加し続けることにある。85歳以上の人口と

図表10　ケアサイクル

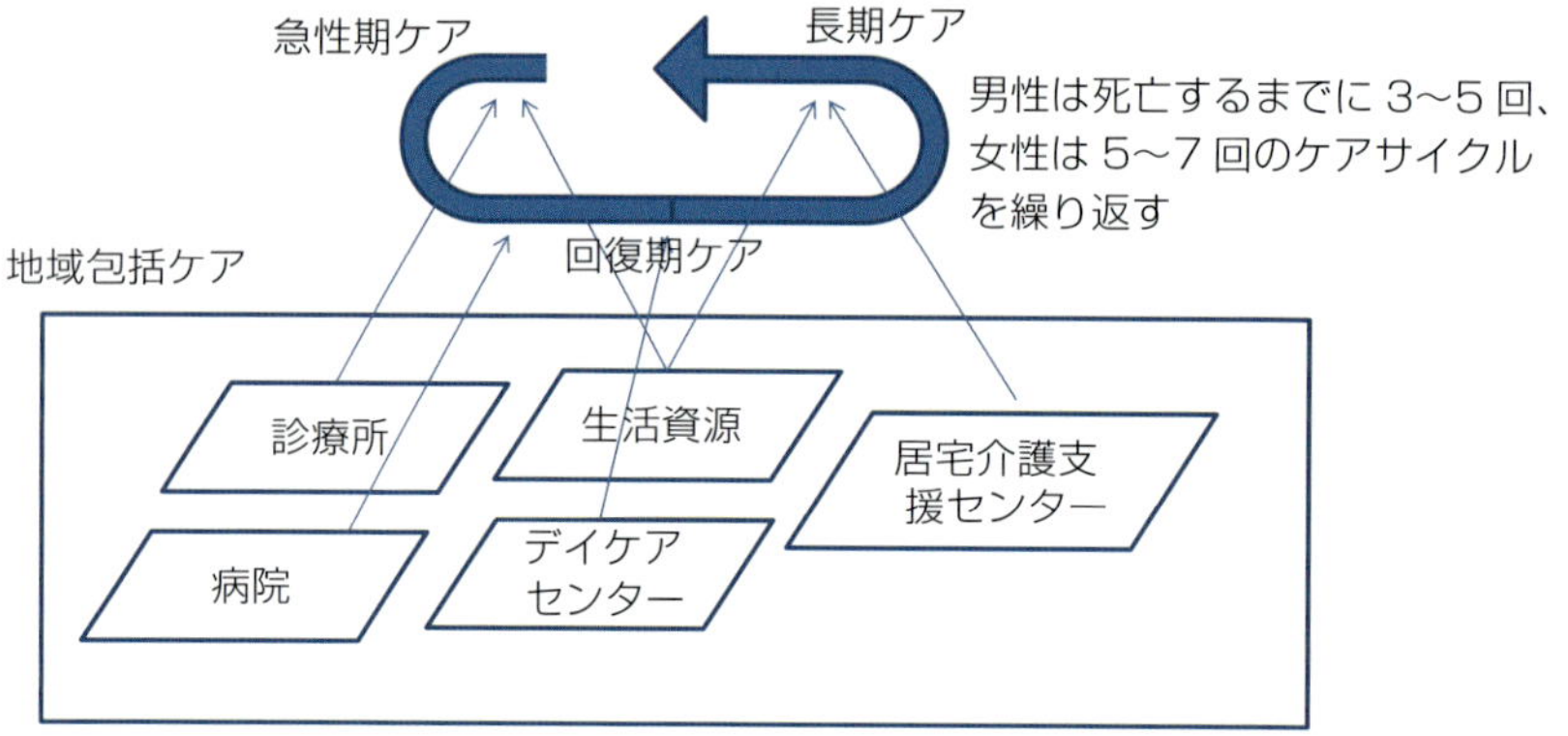

出典：日本医科大学長谷川敏彦氏資料

言えば、その半数が介護サービスを必要とし、同時に医療サービスの需要も高い。いよいよ医療・介護のヘビーユーザー時代が幕を開ける。

　こうした高齢者が医療と介護のサービスをこれからどのような頻度で受けるかについて、日本医科大学の長谷川敏彦元教授は、その研究「ケアサイクル論」のなかで定量的に論じている。

　同教授によれば、**高齢者はその疾病の自然史のなかで、急性期ケア→回復期ケア→長期ケアというような、循環的な「ケアサイクル」**をたどる。同教授が行った高齢者の医科レセプトと介護レセプトとを結合した研究では、高齢男性は死亡するまでに3～5回、高齢女性は5～7回のケアサイクルを繰り返すとしている（**図表10**）。

　こうした状況は、これまでの65歳以下人口が多かった状況とはまったく異なる。

　65歳以下の世代では、疾病も単一疾患で、急性期ケア単独か、せいぜい急性期ケア→回復期ケアのみで、医療と介護のケアサイクルが連続的に何回転もする状況は考えられなかった。しかしこれからの超高齢化社会では、こうした**医療と介護が交互するケアサイクルの連鎖が日常**となる。

　当たり前のことだが、医療サービスは原則として医療保険から給付され、介護サービスは介護保険から給付される。両者は社会保険という点では同じだが、それぞれのサービス提供主体やサービス内容、支える専門人材、保険の仕組みが異なる。ただ、サービスを受ける患者・利用者はあくまでも1人であり、そのニーズに応じて**医療と介護サービスを、ケアサイクルの流れに沿って切れ目なくシームレスに提供**することが必要だ。

しかしながら現実にはこの医療・介護の連携がなかなかむずかしい。というのも、２０００年に介護保険ができて以来、19年が経過した。この19年間で、診療報酬は9回、介護報酬は6回の改定を経て、それぞれの報酬体系は複雑化・多様化している。この**複雑化した医療・介護の両方のサービスに熟知してうまく両者をコーディネートすることは、すでに容易なことではなくなっている**。

前置きが少し長くなったが、ここでは医療と介護サービスのケアサイクルを円滑に回転させる仕組みについてみていこう。

医療と介護の連携に関しては、２０１２年の診療報酬・介護報酬同時改定でも議論された。２０１１年10月に、翌年の２０１２年の同時改定を控えて、診療報酬改定を検討中の中医協と、介護報酬改定を検討中の介護給付費分科会の委員が、医療と介護の垣根を取り払って初の合同打合せを行ったが、このときのテーマが「医療と介護の連携」であった。

この合同打合せ会では、中医協の診療側委員が意見書を提出した。意見書では、「医療と介護の連携は、個々の医療機関や介護サービス事業者間の個別の努力による連携ではまったく不十分である」として、地域全体のコーディネート役を担い、**医療と介護をつなぐ「地域連携の拠点（ハブ）」の設置**の必要性を提言した。

たしかに診療報酬と介護報酬の改定のたびに、医療、介護関係者間の連携や、医療機関と介護サービス事業者間の連携を促進するための仕組みと報酬上の評価が導入されてきた。しかし意見書では、こうした医療と介護の部分的、断片的な連携ではなく、体系的な医療と介護の連携ネットワーク構築の仕組みが必要であるとした。

もちろんそれまでにもこうした地域における医療・介護のコーディネート機能を担う仕組みがなかったわけでは

ない。

介護保険法によって設置された地域包括支援センターは、主に介護サービスを中心に、地域の介護と医療のコーディネート機能を担う。地域包括支援センターでは、保健師・社会福祉士・ケアマネジャーらが介護予防や個別のケアマネジメントのコーディネートを行っている。また、地域ケア会議にもこうしたコーディネート機能のスキルアップが期待された。

医療においては、２０１１年から「在宅医療連携拠点事業」が厚労省医政局モデル事業として始まった。

在宅医療連携拠点事業が、まさに先の意見書にも述べられた医療と介護の地域連携拠点（ハブ）のイメージである。しかし残念なことに２０１２年11月の政府の行政刷新会議が行った新仕分けで、モデル事業としての予算が仕分けの対象となってしまった。ただ、２０１１年から始まった在宅医療連携拠点事業は、２０１１年度には全国10カ所、12年度には１０５カ所で実施され、様々な取組みが行われた。その結果、関係者間の顔の見える関係の構築、在宅医療・介護従事者等の多職種連携への理解の深まりなどで一定の成果を挙げている。さらに在宅医療を地域全体で普及させていくため、中立的な立場で関係者間の調整を行うことができる市町村が中心となって、医師会等の関係団体と協力しながら行うことが必要と考えられた。

仕分けによって、在宅医療連携拠点事業は都道府県事業として、地域医療再生臨時特例交付金のなかの在宅医療推進事業で行われることになった。また都道府県の医療計画のなかに位置づけたり、自治体独自の取組みとして、その事業展開が期待された。

整備目標は全国２０００カ所あまり、市町村に１～２カ所である。この**在宅医療連携拠点**

Point

① 2060年には85歳以上人口が1149万人に達する
② 急性期→回復期→長期ケアの「ケアサイクル」が増える
③ 複雑化した医療・介護の両制度のコーディネートは難易度高！
④ 連携のハブ機能を担うのは、在宅医療連携拠点？？

が、全国4000カ所の地域包括支援センターと連携しながら医療と介護の連携のハブ機能を果たしていくこととなった。高齢者の医療と介護のケアサイクルを円滑に回転させるための在宅医療連携拠点事業の普及が急務とされた。

なお、2015年からは在宅医療連携拠点事業は、介護保険の地域支援事業の在宅医療・介護連携推進事業として市町村に引き継がれている。

〔参考文献〕
長谷川敏彦「ケアサイクル論の展開～地域包括ケアの基礎～」国際医療福祉大学大学院公開講座（2012年4月20日）

5　地域包括ケア病棟への高齢者救急の受入れ

地域包括ケア病棟とは、2014年診療報酬改定で、以下の3つの機能をもつ病棟として新設された病棟だ。

①急性期病床からの患者受入れ（ポストアキュート）
②在宅等にいる患者の緊急時の受入れ（サブアキュート）
③在宅への復帰支援

2017年6月現在、全国で地域包括ケア病棟を有する病院は1900病院、その病床数は6万2000床に達して、さらに増え続けている。

2018年4月の診療報酬改定では、この地域包括ケア病棟入院基本料が大幅にアップし、その内容も以下のように大きく見直された。

見直しのポイントの1つ目は、これまでの地域包括ケア病棟入院基本料を、**看護配置を基礎とした基本部分と、**

実績を評価した実績評価部分の2階建て構造としたことだ。基本部分は13対1の看護配置を基準とした。

ポイントの2つ目は、実績部分を、②のサブアキュート機能の「**自宅等からの緊急入院の受け入れ実績**」、「**在宅医療の提供実績**」、「**介護サービスの提供や連携等**」**などの項目で評価した**ことだ。

そして3つ目は、これまでの地域包括ケア病棟入院料が「1」と「2」の2段階であったのに対して、新しい評価体系では入院料が実績に応じて「1」から「4」の4段階となり、もっとも高い「新入院料1」の点数を2738点と、従来より180点も**大幅増点**したことだ。

この地域包括ケア病棟入院料1の実績要件の詳細は、「自宅等から入棟した患者の占める割合が1割以上であること」、「自宅等からの緊急入院患者の受け入れが3カ月で3人以上であること」、「在宅患者訪問診療料をはじめとした在宅患者訪問実績等、訪問介護、訪問看護、訪問リハビリテーション等の介護サービスを同一敷地内の施設等で実施していること」などとなる。

さて、筆者も栃木の国際医療福祉大学に併設された大学クリニックで週2回外来診療を行っている。クリニックでは地元の多くの患者さんを診察する。

あるとき、いつも外来に通院していたおばあさんが夏場の高度脱水でクリニックを訪れた。どこかすぐに入院で受け入れてくれる病院がないか探したところ、地域包括ケア病棟をもっている近所の病院がすぐに入院させてくれたことがあった。無床診療所の医師としては大助かりだった。

今後、高齢者の脱水、誤嚥性肺炎、転倒による骨折などが増加する。こうした患者さんは高

Point

① 地域包括ケア病棟の役割は、①ポストアキュート、②サブアキュート、③在宅復帰支援――の3つ

② 看護配置だけでなく、「在宅実績」も評価する時代

度急性期を担う大学付属病院などではなかなか受け入れてはくれない。このようなときに活躍するのが地域の200床以下の地域包括ケア病棟をもつ病院だとあらためて感じた。

Columna④

味覚の秋

秋、柿のシーズンになると思い出すことがある。

70歳のトメさんは大の柿好きだ。秋になると庭の柿木にたわわになる柿を食べるのが楽しみだ。1日に3～4個食べていたらしい。

このトメさんがある秋の日、突然、嘔吐と下腹痛で救急外来にやってきた。お腹のレントゲン写真を撮ると明らかに腸閉塞。CTを撮ると、回盲部に異物がある。さっそく緊急手術になったが、出てきたのは案の上、柿胃石だった。

柿胃石は柿渋の主成分であるシブオールが胃酸で可溶性から不溶性に変化し、これが食物のかすと一緒に凝固して胃の中でできると言われている。これがたまたま胃の出口の幽門を通過して小腸に入って回腸の末端に詰まったものだった。

トメさんは手術でことなきをえたが、昔から柿胃石が原因で起きる胃潰瘍や腸閉塞は多かったのだろう。いくらおいしいからといって、柿の食べすぎに注意したいものだ。

あと、変わりどころでは昆布イレウスにも出会ったことがある。

40歳代の女性、車の運転中、信号待ちの間に都コンブを食べようとした。都コンブの箱をあけてコンブを口に入れようとしたときに、信号が青に変わった。あわてて車を発進させたとたん、口にくわえていた都コンブ一束を丸のみした。

その後、3日目に突然の嘔吐と下腹痛で救急外来にやってきた。やっぱり回盲部に異物影がある。手術で回腸末端を開くと、なんと、5～6倍の大きさに膨れ上がった都コンブの一束がでてきた。コンブが体内で水分を吸収して膨張して腸に詰まったものだ。信号待ちの間に都コンブを食べるのは体によくない。

そのほか、魚骨イレウスにもお目にかかった。5月の初鰹の時期、カツオをさばいてしょうが醤油で日本酒を一杯はたまらないが、カツオの骨が曲者だ。

カツオのシーズンをだいぶ過ぎて下痢と腹痛でやってきた40歳代の男性。腸間膜の腫瘍の疑いで手術になった。開腹すると回腸の腸間膜に鶏卵大の腫瘤がある。切除して中をあけてみると、カツオの太い骨を中心にできた膿瘍だった。2㎝ぐらいのカツオの骨が腸管を突き破って腸間膜内に膿瘍を作ったものだ。

カツオの骨とわかったのは、手術後に本人が、「あっ、そういえばカツオを食べたあとに骨がのどに引っかかった気がした」と言ったからだ。

魚骨がさらに肛門まで達して肛門周囲膿瘍を作ったという例もある。さかなの骨の丸のみにも気をつけたいものだ。

それにしても、食べ物にまつわる珍談奇談は尽きない。こういう筆者も数年前、秋のきのこシーズンに紫しめじを食べすぎて2日間下痢が止まらなかったことがある。食欲の秋、心して秋の味覚をあじわいたいものだ。

第5章　地域の職種連携をどう構築するか

1　在宅専門診療所

在宅医療を専門に行う在宅療養支援診療所を見学したことがある。駅近くの雑居ビルの1室にあるその診療所は、大きな表看板もなく、ドアに小さく診療所名が書かれてあるだけだった。なかに入るとオフィス仕様で、ちょっと見たところは診療所とは思えないような造りだ。患者さんを診察する外来診察室は一応あるが、患者さんが訪れたこともないという。この診療所は、市内の2000人以上もの在宅患者を訪問診療する在宅医療に特化した診療所だ。

こうした**訪問診療に特化した診療所の外来応需体制**が問題とされたことがある。例えば、2013年10月の中医協では、在宅医療だけを行う医療機関の外来について、フリーアクセスの観点から「(外来診療を行わず) 在宅医療を専門に行う保険医療機関は認めていない」としている。しかし同時に「全国一律の運用基準や指針などはなく、厚生局によって指導内容や方法等に違いがある」ともしている。

このときの中医協では、この問題について、委員から以下の2つの意見が提出された。**①在宅医療専門の医療機関には問題がある、②在宅医療の供給体制を確保することを優先すべき**。

①の意見は、従来のかかりつけ医の延長上としての在宅医療を主張する立場からの意見で、外来診療を行いながら同時に訪問診療や往診を行うべきとするものだ。また、在宅医療専門の医療機関に対する批判として、「軽症者をたくさん集めて、大きな利益を得ている」ということも挙げられた。

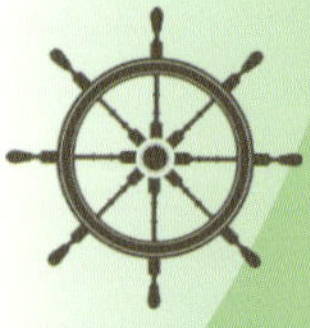

②の立場は、今後の在宅医療のニーズが増えるなか、在宅医に外来を求めることは医師の負担が大きすぎ、在宅医療全体のキャパシティが減ってしまいかねない。このため、外来を行わず訪問診療のみを専門に行う医療機関があってもよいではないかという意見だ。

以上の経緯から2016年度の診療報酬改定へ向けて、2015年2月18日の中医協総会で厚労省事務局は、在宅医療専門の診療所の外来応需体制について以下の提案を行った。

それは、在宅医療専門の医療機関に対して、「医学的に必要な場合の往診や、訪問診療に関する相談に応需することなど、**客観的な要件を示す**ことを検討してはどうか」、また、「在宅医療の質と供給体制確保を図るため、在宅医療に対する評価については、**在宅医療の専門性に対する評価**や、在宅医療を中心に提供する医療機関が軽症者を集めて診療するなどの弊害が生じないような評価のあり方を含め、さらに議論を進めるべきではないか」というものだ。

しかし同年2月18日の中医協では、実態を示すデータが不足していることや、議論の時間が足りないことを理由に、「仕切りなおして」議論を進めることとなった。

在宅医療を専門に行う医療機関の外来機能の扱いについてスタートした議論であるが、これは同時に在宅医療の適応の評価や、その医療の質評価も含めて、在宅医療の診療報酬評価を大きく見直す好機でもあったといえる。

2　機能強化型訪問看護ステーション

機能強化型訪問看護ステーションは、2014年診療報酬改定で常勤看護職員数が5名以上、7名以上で、24時間対応を行える機能を評価して新設された。

Point
① 在宅医療専門の診療所に賛否
② 専門性などの評価方法を検討

しかし、この機能強化型訪問看護ステーションは伸び悩んでいる。**全国の機能強化型訪問看護ステーション数はわずか３０８で、全国７７３９の訪問看護事業所のうちのわずか４％**しかない。

その理由は要件ハードルが高いことによる。その要件は先の常勤看護職員数、24時間対応、看取り件数、重症利用者数、ケアマネジャーの配置などで、これを満たせば、常勤看護師数７人以上が機能強化型訪問看護管理療養費１（１万２４００円）、常勤看護師数５人以上が機能強化型訪問看護管理療養費２（９４００円）と手厚く評価がなされている。

中医協では、こうした機能強化型訪問看護ステーションの数を２０１６年改定で増やすことを目指し、一部要件緩和の議論を進めた。

訪問看護事業所が機能強化型を届けることができない理由は以下の３点である。①常勤換算看護師数５人以上、７人以上を満たすことができない、②看取り件数を満たすことができない、③重症利用者数の要件を満たすことができない。

そこでまず、**看取り件数のハードルを緩和**することが考えられた。ターミナルケアを行い、在宅がん医療総合診療料を算定していても、その利用者数は看取り件数に含まれない。このため、年間看取り件数に在宅がん医療総合診療料を算定している利用者を加えてはどうかという案が検討された。厚労省のシミュレーションによると、現在の看取り件数に在宅がん医療総合診療料分の利用者数を加えると、機能強化型訪問看護ステーションは約８％増えることがわかった。

医療ニーズの高い小児の受け入れの要件を加えてはどうかという議論もなされた。新生児特定集中治療室（ＮＩＣＵ）の最大の課題は、長期入院児の増加である。１年以上の長期入院児が年を経るごとに増えているが、現状ではこうした長期入院児を在宅で受け入れてくれる訪問看護ステーションが圧倒的に少ない。このため、小児を受け入れている数少ない訪問看護ステーションに利用

Point
① 要件のきびしさから、機能強化型訪問看護ステーションはわずか４％
② 看取り件数などの要件緩和の方向

者が集中する事態となっている。こうした訪問看護ステーションでは人工呼吸器を装着している重症児を扱うことが多い。このため、中医協では、機能強化型訪問看護ステーションの施設要件に、看取り件数だけでなく、超重症児ら小児の24時間受け入れ体制を加えることを提案している。

中医協ではこのほか、退院直後の在宅療養支援強化の観点から、医療機関併設型の訪問看護ステーションの評価や、複数の訪問看護ステーションによる同一日の訪問の規制緩和等が議論された。

3　訪問看護と看護特定行為

2015年10月、「**特定行為に係る看護師の研修制度**」がスタートした。まず同年4月1日から指定研修機関の指定申請が始まり、10月から全国各地で一斉に研修が始まった。**研修を受けて特定行為を実践できる看護師を「特定看護師」とも呼ぶ**。この特定看護師が訪問看護を大きく変えていくだろう。ここではこの特定行為と訪問看護師のかかわりについて見ていこう。

まず特定行為とは何か。厚生労働省の「チーム医療推進会議」（座長：永井良三・自治医科大学学長）は、2013年3月に、3年にわたる長い議論の末、看護師が行う難易度の高い診療の補助行為を「特定行為」として法に定めて、それを行うための研修制度の創設を盛り込んだ報告書をまとめた。

報告書では「特定行為」について「**実践的な理解力、思考力および判断力を要し、かつ高度な専門知識および技能をもって行う必要のある行為**」と**定義**したうえで、保助看法でそれを明確化し、具体的な特定行為については省令で定めるとした。

具体的な看護師の特定行為については、まず38行為21区分がまず定められた。図表11にこれを示す。

これらの特定行為を見ると、もちろん病院内で行う行為も多いが、**在宅領域で訪問看護師がかかわる行為も多**

図表 11　特定行為および特定行為区分（38 行為 21 区分）

特定行為区分	特定行為
呼吸器（気道確保に係るもの）関連	経口用気管チューブ又は経鼻用気管チューブの位置の調整
呼吸器（人工呼吸療法に係るもの）関連	侵襲的陽圧換気の設定の変更
	非侵襲的陽圧換気の設定の変更
	人工呼吸管理がなされている者に対する鎮静薬の投与量の調整
	人工呼吸器からの離脱
呼吸器（長期呼吸療法に係るもの）関連	気管カニューレの交換
循環器関連	一時的ペースメーカの操作及び管理
	一時的ペースメーカリードの抜去
	経皮的心肺補助装置の操作及び管理
	大動脈内バルーンパンピングからの離脱を行うときの補助頻度の調整
心嚢ドレーン管理関連	心嚢ドレーンの抜去
胸腔ドレーン管理関連	低圧胸腔内持続吸引器の吸引圧の設定及び設定の変更
	胸腔ドレーンの抜去
腹腔ドレーン管理関連	腹腔ドレーンの抜去（腹腔内に留置された穿刺針の抜針を含む。）
ろう孔管理関連	胃ろうカテーテル若しくは腸ろうカテーテル又は胃ろうボタンの交換
	膀胱ろうカテーテルの交換
栄養に係るカテーテル管理（中心静脈カテーテル管理）関連	中心静脈カテーテルの抜去
栄養に係るカテーテル管理（末梢留置型中心静脈注射用カテーテル管理）関連	末梢留置型中心静脈注射用カテーテルの挿入

特定行為区分	特定行為
創傷管理関連	褥（じょく）瘡（そう）又は慢性創傷の治療における血流のない壊死組織の除去
	創傷に対する陰圧閉鎖療法
創部ドレーン管理関連	創部ドレーンの抜去
動脈血液ガス分析関連	直接動脈穿刺法による採血
	橈骨動脈ラインの確保
透析管理関連	急性血液浄化療法における血液透析器又は血液透析濾過器の操作及び管理
栄養及び水分管理に係る薬剤投与関連	持続点滴中の高カロリー輸液の投与量の調整
	脱水症状に対する輸液による補正
感染に係る薬剤投与関連	感染徴候がある者に対する薬剤の臨時の投与
血糖コントロールに係る薬剤投与関連	インスリンの投与量の調整
術後疼痛管理関連	硬膜外カテーテルによる鎮痛剤の投与及び投与量の調整
循環動態に係る薬剤投与関連	持続点滴中のカテコラミンの投与量の調整
	持続点滴中のナトリウム、カリウム又はクロールの投与量の調整
	持続点滴中の降圧剤の投与量の調整
	持続点滴中の糖質輸液又は電解質輸液の投与量の調整
	持続点滴中の利尿剤の投与量の調整
精神及び神経症状に係る薬剤投与関連	抗けいれん剤の臨時の投与
	抗精神病薬の臨時の投与
	抗不安薬の臨時の投与
皮膚損傷に係る薬剤投与関連	抗癌剤その他の薬剤が血管外に漏出したときのステロイド薬の局所注射及び投与量の調整

厚生労働省令第 33 号（2015 年 3 月 13 日）
出典：特定行為に係る看護師の研修制度について、
　　　公益社団法人日本看護協会

い。例えば「栄養および水分管理に係わる薬剤投与関連」の「脱水症状に対する輸液による補正」などがそうだ。そのほかにも「創傷管理関連」の「褥瘡又は慢性損傷の治療における血流のない壊死組織の除去」、「呼吸器（長期呼吸療法に係るもの）関連」の「気管カニューレの交換」、「ろう孔管理関連」の「胃ろうカテーテル若しくはカテーテル又は胃ろうボタンの交換」などもある。

このように特定行為が認められると、訪問看護師の業務が実際にどのように変わるか、例として在宅療養中に脱水を繰り返す患者Aさんのケースを見ていこう。

Aさんはしばしば脱水症状を起こす。これまでは訪問看護師は脱水に気付いたとき、それを医師に報告し、医師の指示を待ってから点滴の処置を行っていた。このような場合、休日や夜間で医師と連絡がとれなかったりすると、治療開始が遅れる。こうしたとき、特定行為の研修を受けた訪問看護師であれば、事前に定められた業務手順（プロトコール）の範囲のなかであれば、自らの判断で点滴を開始することができ、医師には事後報告で済ませることができる。**医師となかなか連絡がとれない在宅医療の場合、このように特定行為が威力を発揮**する。

では、こうした特定行為研修はどこで受けるのだろうか。特定行為研修は、厚生労働省の認可を受けた大学院などの教育機関、医療関連団体などで受けることができる。

現在の特定行為研修を行う指定研修機関は130施設で、筆者が勤務する国際医療福祉大学大学院もその一つである。筆者もこの教育にかかわっているが、毎年20名程度の大学院修士レベルの院生を受け入れて実施している。

それぞれの**指定研修機関は、研修機関によってそれぞれ養成したい看護師の対象領域が異なっている**。例えば国際医療福祉大学大学院の場合は慢性期、周術期。聖路加看護大学の場合

Point
① 自らの判断で特定行為が行える「特定看護師」の認定が2015年に制度化
② 訪問看護関連の指定研修機関設立に期待！

は小児、麻酔急性期ケア、東京医療保健大学の場合はクリティカルケアなどとそれぞれプログラムが異なり、それにより研修対象となる特定行為区分も異なっている。

そこで提案だ。現在、訪問看護関連の区分に特化した指定研修機関はない。ぜひとも訪問看護の特定医療行為研修機関を設立したいものだ。

4 POCT～在宅における臨床検査～

POCTをご存知だろうか。POCTとはポイント・オブ・ケア・テスティング（point of care testing）の略で、**「臨床現場即時検査」**と呼ばれている。

最近、POCTの検査範囲が検査機器の小型化、軽量化、高性能化のおかげで急速に拡大している。血算はもとより血糖値やHbA1c、炎症マーカーのCRP、電解質、心不全マーカーのBNPなども、POCTを用いて患者の**ベッドサイドで簡単に測定**できる時代だ。

特に現在、**POCTの在宅医療における活用の機運**が高まっている。これを在宅医療におけるPOCTについてアンケート調査を行った畑吉節末氏（神戸常盤大学保健科学部看護学科）の研究、「在宅医療におけるポイント・オブ・ケア・テスティングの現状と有用性の検討」から見ていこう。

アンケート調査は2010年に全国の訪問看護ステーションを対象に行ったもので、訪問看護の現場からは「POCTがあればこんなことが防げた」という声が、以下のように多数寄せられた。

「遷延性意識障害で、胃ろうを設置している患者さんが、水分・栄養管理がされているのにもかかわらず、痩せや脱水症状で日に日に状態が悪くなってきた。結局、救急搬送された病院で高血糖

Point
① 訪問看護の現場で、POCT（臨床現場即時検査）の必要性
② 実現にはまず、訪問看護師が自らの判断で活用できる道を拓くこと

であることがわかった」、「お年寄りで熱はなく風邪症状だけの方が、翌日、救急搬送された先で重症肺炎が見つかって5日後に亡くなってしまった。血液検査をしていれば無症候性肺炎を見抜くことができたのではないか」、「食欲低下のみで本人の自覚症状もなかったが、結果的に入院して調べたらＣＲＰが20もあった」、「状態から脱水や電解質異常を疑ったが、客観的な検査データがあればもっと適切な処置ができたと思う」、「休日・夜間の主治医との連絡がとれなかった。緊急時の検査がその場でできれば治療開始も早まったのではと思った」、「水中毒で緊急入院した例があった。ＰＯＣＴをしていればもっと早く発見できて入院に至らなくても済んだと思えた」、「高Na血症、低Na血症や脱水などが早期にわかれば、食事や水分対応だけで、入院しなくても済んだと思う」、「病院から『とにかく連れて来て』と言われて検査目的で受診したが、『この値なら在宅で様子を見る』と言われて、大変な思いをして病院まで連れていったのにと思った。在宅で検査ができれば患者さんにも負担がなかっただろう」。

このように、訪問看護の現場でのＰＯＣＴの必要性の訴えは多い。ではＰＯＣＴを在宅医療のなかに普及させていくためには、どのような条件が必要だろうか。

まずは喫緊の課題が、在宅にかかわる医師ばかりでなく、**訪問看護師がＰＯＣＴを活用できる道を切り拓くこと**だろう。訪問看護師がかかりつけ医からの検査指示待ちではなく、かかりつけ医と看護師との間で事前に定めた包括的指示のもとに、訪問看護師もＰＯＣＴを自らの判断で活用する道を切り拓くことが必要だ。

例えば２０１４年6月に成立した医療介護総合確保推進法では、看護師の「特定行為」とその研修が法制化された。特定行為には看護師による臨床検査や画像診断のオーダーとそのアセスメントの項目もあって、在宅におけるＰＯＣＴの訪問看護師による活用の道が期待されている。ＰＯＣＴを通じて在宅医療の診断力の向上を図りたい。

5 栄養ケア・ステーション

地域の高齢者の栄養問題が深刻だ。東京都昭島市の愛全診療所の管理栄養士佐藤悦子氏によると、以下のような事態が地域で進行しているという。

症例1　93歳の女性、要介護3。「本人も家族も気付かないまま2～3年でそれまで40 kgあった体重が半分の20 kgになってしまっていた」。息子夫婦と同居しているが、息子夫婦が出かけたあと朝食をゆっくり食べる、昼食はちょっと口にするだけ。夕食は家族団らんで食べる。「高齢になったら細くなるのがあたりまえ」と家族も気にしなかったことが、知らず知らずに低栄養を招いていた。

症例2　認知症が始まった87歳の女性。要介護4で独居。「食材を見ても料理が思い浮かばない。電子レンジも使えない。一日中、探し物でウロウロオロオロ」。ヘルパーさんが用意した食事が冷蔵庫にあったが、食事と気付かずまったく手をつけていなかった。結果的に低栄養になっていた。

症例3　73歳の男性、要介護3。「肺がんの手術は成功し退院したが、誤嚥性肺炎で死亡した」。肺がんの大手術が成功したあと、退院時指導で、「食べられるものは何でもよい」と言われて、家族は訪問介護サービスを選び、シチューやゼリー、とろみをつけた水分を与えた。結局、誤嚥性肺炎で死亡。

このように、**地域には栄養問題、摂食・嚥下問題が山積**している。この解決には、まず、地域高齢者の食の環境や栄養の実態を知ることだろう。さらに認知症で独居の高齢者の食環境を知ること、摂食・嚥下機能障害の実態を現場に出向いて知ることだ。

Point

① 地域には栄養問題、嚥下問題を抱えた高齢者がたくさんいる
② 地域包括で食と栄養をどう解決するかが課題

地域包括ケアシステムの構成要素とは、「住まい」を中心として、「医療」、「介護」、「予防」、「生活支援」の5つからなる。しかしこのなかからは、もっとも基本となる「食と栄養」がすっぽりと抜け落ちている。

例えば、地域包括支援センターに管理栄養士の配置がされていないというように、**食と栄養問題が、地域包括ケアでは考慮されていない**。

もちろん通所系サービスには栄養改善加算や居宅療養管理指導など、在宅介護の栄養サービスが、あることはある。しかしほとんど利用されていないのが実態だ。

こうしたことから、日本栄養士会は、地域住民のための食生活支援活動の拠点として「**栄養ケア・ステーション**」の普及を目指している。

栄養ケア・ステーションは、都道府県栄養士会が運営し、地域の特性に応じた様々な栄養ケア事業を展開する。特に団塊の世代が後期高齢者となる2025年、65歳以上人口は3700万人にも膨れ上がり、一人暮らし世帯、認知症患者も増える。こうしたなか、地域包括ケアシステムにおける栄養ケア・ステーションの普及は喫緊の課題とも言える。

6　オンライン診療

2017年4月の未来投資会議で安倍首相は、「対面診療とオンラインでの遠隔診療を組み合わせた新しい医療を次の診療報酬改定でしっかり評価する」と述べた。これを受けて、中医協ではオンライン診療をどのように評価するかの議論が行われた。その概要が2017年末の中医協で明らかになった。

それまでも、医師・医師間ではオンラインでの遠隔画像診断や病理診断は行われていた。医師と患者の間でも、電話による再診は診療報酬上認められていた。また、遠隔モニタリングと言って、心臓ペースメーカーを装着中の在宅患者の心電図を医師がオンラインで受け取って療養上の指示を出した場合にも報酬が認められていた。

これに対してオンライン診療は、最近のスカイプやスマートフォンなどの情報通信機器の技術進歩を受けて、**オンライン診療を外来患者や在宅患者を対象にさらに拡大**して行うものだ。

実際のオンライン訪問診療を2016年に福岡市で行った実証事業から見ていこう。

実証事業では、訪問診療において電話だけでは状況を医師に伝えることがむずかしく、また医師も頻回に訪問ができない場合に、オンライン診療を行った。これによって医師はオンライン画像を見ながら的確に指示を出すことができ、患者の安心、医師の負担軽減にもつながったという。福岡市の例では、こうしたオンライン診療の実施にあたっては、すでに継続訪問診療を行っている患者のなかから患者を選定し、オンライン診療に関する診療計画を作成して患者同意を取り、患者への機器貸与と操作リハーサルを行ったうえで実施している。

中医協でのオンライン診療の議論のなかで、厚労省はこうした実証事業の結果も踏まえて、遠隔診療を評価する場合の「基本的な考え方」を以下のように示した。

まず、初診の患者は診療報酬での評価対象に含まないこととし、一定期間継続的に対面診療をしていることや事前に診療計画を作成していることなどをオンライン診療の条件とする。

また、算定の上限については、オンラインでの診察と医学管理をともに、月1回とする。運用に関しては、例えばオンラインを組み合わせた外来医学管理は、従来は月1回の対面診療だったのを、状態が比較的安定している場合、次の1カ月はオンライン診察を組み合わせ、受診間隔を2カ月ごとに延長するケースなども例示された。

このほか厚労省は、処方箋料は現行の処方箋を郵送する場合とオンライン処方箋を同等の扱いに

Point

① 2018年から診療報酬での評価が始まったオンライン診療

② 訪問診療のオンライン化に期待

することも提案した。

　こうして大きな注目を集めて導入された診療報酬項目としての「オンライン診療」だったが、意図に反して、算定数は伸び悩んでいる。今後、要件の見直しなどがなされ、本格的にオンライン訪問診療が拡がることに期待したい。

Columna⑤

医療福祉連携士　～医療と介護福祉を結ぶ連携エキスパート

医療福祉連携士という資格をご存じだろうか？

この資格は、医療・介護福祉分野の連携・調整のエキスパートとして、２０１１年度に筆者が副理事長を務める日本医療マネジメント学会がスタートさせた認定資格のことだ。

医療福祉連携士の主な役割は、病院を退院した患者が医療と介護福祉の必要なサービスを受けながら住み慣れた地域で暮らし続けることができるよう、円滑な連携の推進に寄与することにある。また、限られた医療・介護福祉機能の効率化を図ることで、広く国民の医療や介護福祉に資することを目的としており、地域連携室の看護師や医療ソーシャルワーカー、地域包括ケアセンターのケアマネジャーにその取得を勧めている。

医療福祉連携士認定試験を受験するには、日本医療マネジメント学会主催の講習会を受講することが必要で、２０１５年度は、5月から11月まで7カ月間の主に週末に、医療と介護福祉系の科目などの講習・演習と実習が行われる。

特徴は、医療系のバックグラウンドをもつ受講生は介護福祉系の講習と介護福祉系の施設で実習を受け、逆に介護福祉系のバックグラウンドをもつ受講生は医療系の講習と医療施設での実習を受けることにある。このようにして医療と介護福祉の双方を学び、体験することで、医療・介護福祉を複眼的に見る目を養う。

受講者の声を聞いてみよう。東京都のがん研究会有明病院の医療ソーシャルワーカーの勝村美佐江さんは「病院を追い出される、見捨てられるという思いを訴える患者さんが多かったのが、医療福祉連携士の勉強を始めたきっかけだった」と言う。また岡山県の倉敷市立児島市民病院の地域医療連携室の医療ソーシャルワーカーの松岡邦彦さんもこう語る。「医療連携講習会のカリキュラムの特徴は、横断的な講義科目に加え、地域連携パスの作成やグループディスカッションなどのグループワークを中心とする演習授業、自分の所属する医療機関以外の地域医療連携室や福祉施設、保健所などで展開される臨床実習と、非常に盛りだくさんのメニューを短期集中で学べることである。そして何より、地域医療連携を通して地域住民や患者により良いものを提供しようとする熱いハートをもった『仲間たち』との出会いが非常に刺激的であった」。

このようにして、これまで巣立った受講生は６００人あまり。全国の病院の連携室や地域包括支援センターで活躍している。またこれら受講生による全国ネットワークの会である「医療福祉連携士の会」では、ネットワークを活用して医療福祉連携士としての役割の確立を目指すほか、年１回講演会を開催し、医療福祉連携士の取り組みを報告するなどの活発な活動を行っている。

ぜひ皆さんの病院や地域からも、医療福祉連携士の認定講習に参加してほしいと考えている。詳細は、日本医療マネジメント学会の学会ホームページ「医療福祉連携士」の項目をご参照いただきたい。

http://jhm.umin.jp/

第6章　脱病院化と外国事情

1　フランスの在宅入院制度

２０１６年の夏休み、神奈川県横須賀市の訪問診療を見学する機会があった。当時、横須賀市は在宅看取り率が22・９％で、人口20万人以上の都市で全国トップであり、その在宅医療が注目されていた。

見学では横須賀市の浦賀にあるＫ診療所の院長のＫ先生と看護師さんに同行して、がん患者さんのお宅を訪問した。

患者は乳がんや子宮がん、胆管がんの方々だ。ご自宅でバイタルを測ったり疼痛管理をしたり抗生剤投与を点滴でしたり、ご本人や家族のお話を聞いたりして帰ってきた。このがん患者さんたちの在宅訪問をして思ったのは、「これって、昔は病棟でしていたことだ……」ということだ。

もともと外科の医者である筆者も、外科病棟にいた頃は多くの再発がんや末期がんの患者を病棟で診ていた。このため、横須賀の在宅医療をみて、外科病棟の回診を思い出した。

今や技術進歩もあって、病棟で診ていた入院患者の大半は、在宅で診ることが可能になっている。今、我が国でも、**フランスの「在宅入院制度」が注目**されているが、これは、もともとは病院で診ていたがん患者を、病棟の延長として在宅で診ることから始まったものだ。

フランスの在宅入院制度は、１９５７年のパリの公立病院の在宅入院から始まり、１９７０年12月の病院法改正で正式に、**在宅を病床の延長と捉えた法制化**がなされた。

在宅入院はフランス語ではHospitalization à Domicile（以下「ＨＡＤ」）と言う。前述したようにＨＡＤの当初の目的は、病院のがん患者の退院後に、病棟の延長で在宅医療を行うことにあった。これにより病院の入院期間を短縮し、がん治療の入院待ちの患者数の減少と医療費の適正化を図ることができた。

そしてその後、１９８６年5月の保健省通達によって、ＨＡＤの対象は、精神科患者を除くすべての急性期病院からの退院後の患者となった。

現在、フランスの雇用連帯省の「在宅入院による通達」（２０００年5月）によれば、在宅入院制度は以下のように定義されている。

「病院勤務医および開業医により処方される患者の居宅における入院である。あらかじめ限定された期間（ただし、患者の状態に合わせて更新可能）に、医師および関係職種のコーディネートにより、継続性を要する治療を居宅で提供するサービス」

我が国では２０１６年診療報酬改定で、退院直後の在宅療養支援として、以下のような項目が診療報酬に新設された。

「退院直後の在宅療養の支援として、医療ニーズが高い患者が安心・安全に在宅療養に移行し、在宅療養を継続できるようにするために、退院直後の一定期間、退院支援や訪問看護ステーションとの連携のために入院医療機関から行う訪問指導について評価する」。

この考え方は、まさにフランスの在宅入院制度の初期段階とも言える。我が国における在宅入院制度の今後の発展を期待したいものだ。

Point

① フランスの「在宅入院制度」は在宅を病床の延長と捉えたもの

② 日本は、フランスの在宅入院制度の初期段階にある

2　フランスの緩和ケア・終末期関連法

2018年の夏休みを利用してパリの国立緩和ケア・終末期研究所を訪れた。訪問したのは8月末だったが、パリはすでにマロニエが色づき、初秋の雰囲気だった。研究所の所長のフォーニエル先生からフランスの緩和ケア・終末期医療の現状について、以下のような話をお聞きした。

ヨーロッパではオランダとベルギーにおいて、安楽死法が2001年、2002年にそれぞれ成立した。またスイスでは長年、患者の死を積極的に早めるために薬を投与する医師による自殺幇助が暗黙のうちに認められている。こうした状況変化を背景に、ヨーロッパ連合（EU）でも2003年にEU各国での終末期医療や緩和ケアについての法制化について勧告を打ち出した。

フランスでもこれを受けて、2005年にまず終末期患者の権利に関する最初の法律である「レオネッティ法」が制定された。

この法律は終末期に対してフランスの人々が表明している不安に応えるものであった。つまり、苦しむことへの不安、自分の意思を表明できないことへの不安、侵襲的で過剰な治療を受けることへの不安、見捨てられ孤独のうちに死んでいくことへの不安である。

このため「レオネッティ法」は、患者の意思の尊重、患者の代理人の必要性、人間の尊厳、痛みの緩和、治療の中止や治療の拒否の際は必ず緩和ケアが伴っていなければならないという原則に基づいて作られた。

しかしレオネッティ法が施行されても、フランスでは安楽死をめぐる問題は依然として残った。例えば、悪性腫瘍による顔面の変形と激痛に耐えかねた女性患者が、2008年に裁判所に安楽死の許可を求める申請を行ったが、裁判所はその請求を棄却する。女性はその2日後、大量の睡眠薬を服用し自殺した。

この不幸な事件をきっかけに、安楽死に関する議論が再燃した。前法であるレオネッティ法を策定したジャン・レオネッティ議員（保守党）とアラン・クレス議員（社会党）が中心となって、前法をより強化した新法が２０１６年に超党派で成立する。それが「クレス・レオネッティ法」である。

「クレス・レオネッティ法」は、前法のレオネッティ法と同様に安楽死や自殺幇助は認めてはいない。前法との相違点は、次の2点にまとめられる。①ターミナル・セデーションの合法化、②事前指示書の内容の充実と強化。

①は終末期患者の持続的で深いセデーション、いわゆる「ターミナル・セデーション」の合法化である。前法では、一時的なセデーションは認められていたが、新法では、死に至るまでモルヒネ等を用いた持続的で深いセデーションが合法化された。

さて振りかえって我が国の現状はどうだろう。まず終末期の患者の権利に関する法律もまだないのが現状だ。

日本尊厳死協会（岩尾總一郎理事長）では、意識喪失後も、人工呼吸器などでの強制的延命を拒否する、生前の意思表示（リビングウィル）を登録する、「尊厳死法」の制定を求める運動をしている。しかし尊厳死法はいまだ成立していない。現在あるのは厚生労働省が２０１８年3月に公表した「人生の最終段階における医療の決定プロセスに関するガイドライン」のみである。

お隣の韓国では２０１８年2月から、終末期患者の延命医療中止等を法的に認める「ホスピス・緩和医療および終末期患者の延命医療の決定に関する法律」が施行された。同法は、終末

Point

① フランスは「クレス・レオネッティ法」でターミナル・セデーションを合法化

② 日本では終末期の患者の権利に関する法整備が遅れている

期患者の延命医療の中止決定を含む患者自己決定権を保障する法律だ。この法律施行後、4カ月間で、高齢者ら約8500人の延命治療が取りやめられたという。

我が国では2030年に団塊世代の大量死亡時代を迎える。そのとき年間総死亡者数は160万人に達する。そろそろ我が国も終末期における患者権利法に真正面から向き合うときだろう。

3 デンマークのケア付き住宅

2015年9月上旬、デンマークの高齢者ケア付き住宅を視察する機会があった。人口550万人、九州ほどの国土のヨーロッパの小国デンマークは、消費税率25%というように、国民負担率が高いにもかかわらず国民満足度が高い国として知られている。

デンマークでは1970年代、日本の特別養護老人ホームに相当する「プライエム」の大規模化と施設数増加により、財政圧迫と、そのケアの質低下が問題となっていた。このため1988年、高齢者・障害者住宅法の改正で、それまでのプライエムの新規建築の凍結と、**高齢者ケア付き住宅である「プライエボーリ」の建設という政策転換**を打ち出すことになった。

新たなプライエボーリでは、プライエムの居室の床面積が20㎡であったところを倍増して40～60㎡まで拡大し、ケアについても充実を図ることとされた。

ここでは筆者が訪問した、コペンハーゲンに隣接する港町のドラワー市（人口1・4万人、高齢化率23%）のプライエボーリを紹介しよう。

見学したプライエボーリは117戸で2階建ての公設賃貸住宅。花壇のある中庭をもつ明るい作りのテラスハウスだった。家賃は利用者の収入にもよるが、日本円でおよそ8万～14万円。部屋面

Point
① デンマークは高齢者ケア付き住宅「プライエボーリ」が人気
② 家賃は8万～14万円。医療は薬の自己負担以外は原則無料

積は先述したように40～60㎡で、リビングと寝室が分けられている。

117戸のうち、5戸は手術直後などの短期滞在用、13戸はリハビリ専用、10戸が認知症専用とのことだった。**病院の在院日数が4日と極端に短いデンマークでは、短期滞在は、退院直後のケアを必要とする住民のために必要だそうだ。**

職員数は150人で、10人の看護師、5人のリハビリセラピスト、認知症コーディネーターやヘルパー、事務職よりなる。プライエボーリの運営経費は年間10億円、その80%が人件費とのことだ。

医療に関しては、デンマークではイギリスと同じように税方式であり、薬の自己負担分以外は無料が原則である。プライエボーリでの疾患対応は、まずホームドクターが当たり、必要に応じて入院紹介がなされるという。

翻って日本のサービス付き高齢者向け住宅は、居室面積25㎡、共用スペースを有する場合には18㎡。プライエボーリと比べるといかにも手狭だ。デンマークの使い慣れた家具や絵を持ち込んでゆったりと中庭を眺めて暮らすプライエボーリがうらやましくも思えた。

4 ドイツ介護保険の旅

2017年の夏休みを利用してドイツを旅行した。最近のドイツ介護保険改革や高齢者施設見学の旅だ。フランクフルトにある宗教法人立のフーフェラント高齢者総合施設を訪問して、日本の特養に相当する施設の中の認知症居住棟を見学した。**ドイツにはこうした特養に相当する長期入所施設が、全国に8000ほど**ある。

ちょうど訪問したのがお昼時だったこともあり、ランチ待ちでダイニングテーブルを囲んでいたご婦人たちのお話を聞くことができた。

皆さん穏やかな表情で、「私たち子どもに戻ったのよ」と言っていた。こうした会話を聞きながら、各居室を見せてもらった。個室と二人部屋が半々で、個室は18㎡くらい、ちょうど日本のサービス付き高齢者向け住宅ぐらいの広さだった。使い慣れた家具の持ち込みや、ペットの持ち込みも可能、さらには地元サッカーチームのグッズが満載の酒場風のデイルームも併設していた。

さて、**ドイツ介護保険は、日本の健保組合に相当する保険者の「疾病金庫」（疾病保険）に併設する「介護金庫」（介護保険）から支出**される。こうした高齢者施設に入居する人にもこの介護保険が適用される。

ドイツの介護保険は税を含まない純粋な社会保険だ。しかしその支出限度額を超える場合は、**自治体が利用者の自己負担軽減のための扶助**を行うという仕組みだ。そして**家族介護に現金給付**を行うことも大きな特徴だ。

ドイツでこうした介護保険が導入されたのは1995年のことだ。当初、ドイツの要介護等級は、①身体ケア、②食事、③運動能力を判定して、日本の要介護3、4、5に当たる3等級からスタートした。しかし、このように身体機能に着目した判定のため、制度スタート当時から、「認知症の人は、身体機能低下の人よりも要介護度が低く判定される」という批判があった。

このため、2016年12月に成立した**介護強化法**により、2017年1月からは認知症を要介護度判定に加え、①運動能力、②認知機能およびコミュニケーション、③行動および心理症状、④日常動作、⑤医療的処置、⑥日常生活および社会生活の6分野において要介護判定を行うことにした。そして要介護度の等級も従来の3等級から5等級とした。

これにより認知機能低下または精神障害により要介護等級を認定していた人は、自動的に等級が2ランクアップすることになった。この認知症への給付改善により、およそ50万人の認知症の人が新たに給付を受けることになると推定されている。

Point

① ドイツでは特養に相当する長期入所施設が全国に約8000
② 「介護強化法」により認知症患者や介護者への支援を充実

さらに介護強化法では、**介護者（家族・ボランティア）の支援強化**もなされた。具体的には、介護休暇中の所得補償または最低2年までの労働時間短縮の請求権およびその間の無利子融資などが導入された。

そしてこうした制度普及のために、自治体に総合的な介護相談事業を、「モデル事業」として実施することとしたが、これは日本の地域包括支援センターのようにワンストップで介護相談が行える介護支援センターを設置することが目的だという。

さて、こうした認知症の人に対する給付強化のため、介護保険料率も上げざるを得ない。このため、**２０１６年の介護保険料率２・35％は２０１７年、０・２ポイントアップの２・55％**となったという。ドイツの認知症給付強化ともいうべき介護保険制度改革の今後に注目したい。

5　オランダのビュートゾルフ（訪問看護システム）

２０１８年の夏休み、アムステルダムを訪れた。オランダはヨーロッパの介護保険発祥の地とも言えて、いろいろ学ぶべき点も多い。ここでは日本でも話題のオランダの**訪問看護システム「ビュートゾルフ（Buurtzorg）」**を取り上げ、紹介しよう。

ビュートゾルフとはオランダ語で、「地域ケア」のことである。ただ、ここで言うビュートゾルフは、訪問看護・介護、リハビリの機能をもった、オランダの国内シェア率60％以上を誇る非営利の在宅ケア組織のことである。

２００７年に1チーム、4人の看護師で起業した組織は、たった7年の間に、約７５０チーム（約８０００人）が活躍する一大組織へと急成長を遂げる。現在、ビュートゾルフはオランダにおいて、年間7万人の在宅患者をケアしているという。

ビュートゾルフでは**1チームが最大12人の地域ナースと呼ばれるスタッフで構成**されている。このチームは看護師が7割を占め、看護師中心の構成となっている。看護師の3割以上が学士レベルという専門職集団だ。そしてそのほかのチームメンバーには介護職やリハビリ職がいる。

ビュートゾルフが他の在宅ケア事業者と大きく異なるのは、機能別に分業することなく、**チームでトータルケアを実践**していることだ。そしてビュートゾルフのそれぞれのチームには大きな裁量権が与えられていて、自律したチームであることにある。

さて、オランダでビュートゾルフがこのように急成長したわけはなんだろう。その背景には、それまでの在宅ケアに関する医療従事者や利用者の不満があった。

オランダでも1980年代までは、村落などの地域で住民に対し、少人数のチームが予防や看護、介護を行う、地域密着型のトータルケアが存在していた。ところが1990年代に入ると在宅ケアの市場化の圧力が強まり、地域に寄り添っていた在宅ケア組織や福祉団体、病院などが統合され、大規模化した。利用者のアセスメントも、個々の患者を考慮するものではなく、基準が全国で統一された画一的なものになった。ケアの評価も成果や質ではなく、看護・介護・リハビリサービスをどれだけ提供したかによる出来高払いが普及した。

その結果、それまでの地域ごとの包括ケアは縮小し、分断的で画一的なサービスとなってしまった。こうしたなか、利用者も細切れサービスに不満をもち、また、看護師もケアの一部を受けもつ担当者として働かざるを得なくなったことで、自律性とプロフェッショナリズムを欠いた自らの仕事に不満を募らせていった。そして看護師の在宅ケアからの離職が相次いだ。こうしたなかで誕生したビュートゾルフモデルは、利用者や看護師から圧倒的な支持をもって迎えられたというわけだ。

Point

① オランダは訪問看護システム「ビュートゾルフ」が機能
② 在宅看取り率は31%で、日本(13.9%)の2倍以上

図表12　国別の死亡場所グラフ

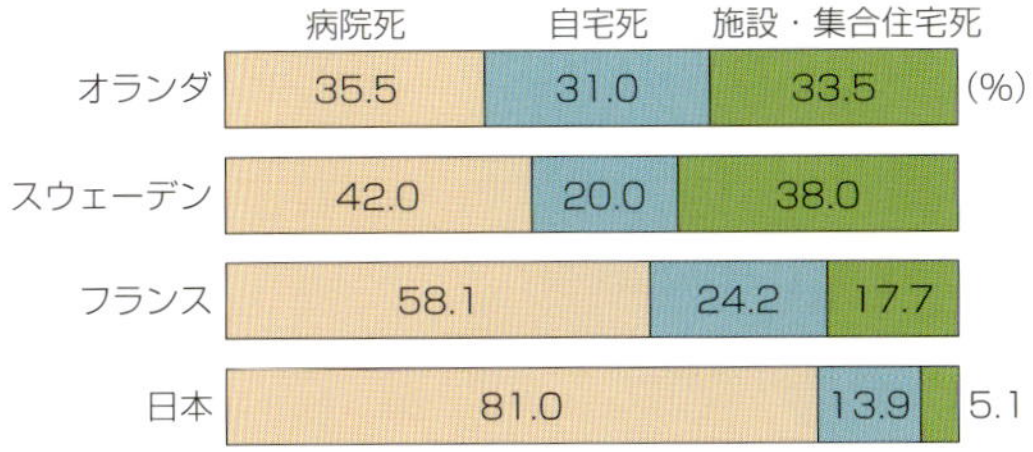

こうした**ビュートゾルフの活躍もあって、オランダでは在宅看取り率が31％**と高い（**図表12**）。日本の在宅死亡率の倍以上で、病院死亡率は日本の半分以下だ。訪問看護がこのように地域に行き届けば日本でも在宅における看取りも増えるのだろう。アムステルダムの運河を窓から眺めながら、そんなことを考えた。

6　オランダのケアファーム（酪農農場併設型認知症デイサービス）

２０１８年８月の夏休みには、オランダのビュートゾルフだけでなく、アムステルダム郊外にあるケアファームにも訪問した。

アムステルダム市内から車で約１時間、ヘッケルドルフ村の「ブーラ農園」に併設された**認知症デイサービス**だ。農園には牛やヤギ、鶏、自家製の野菜畑やハーブガーデンがある。農園の一角に併設されたケアファームだ。

このケアファームを始めたのは看護師のコリーさん。ご主人はブーラ農園のオーナーをしている。コリーさんは２０１０年、ご主人と一緒に農園の一角に認知症デイサービスを立ち上げた。動機はもともとコリーさんが認知症の介護経験をもっていたこと、農園のなかで、認知症の方のケアをしてみたいと思ったからだ。

ブーラ農園を訪れたときは、５名の認知症の方がリビングでコーヒーを飲みながらくつろいでいた。いつもは８名ぐらいの方が訪れるが、この日は入院した方もいたので少ないとのことだった。

デイサービスのプログラムは以下である。

朝9時ごろ、近所のボランティアの方の送迎で利用者の皆さんが農園に到着する。そしてコーヒーを飲み、新聞の話題などを話す。10時から散歩、スポーツ、農作業など思い思いにときを過ごす。11時半からは昼食準備を、利用者さんも参加して行う。ハーブガーデンから摘んできたハーブを刻んだり、ジャガイモの皮をむいたりする。ランチをみんなでとって、午後1時半から食器洗いやお昼寝の時間、2時半からお絵かきやクラフト、畑仕事や庭仕事、音楽やときには遠足もするという。

デイサービスのリビングには犬や猫も出入りし、敷地のなかには、牛の飼育場、ヤギ、鶏もいて、動物たちと身近に接することができる。オランダののどかな農園の一角のケアファームだ。

コリーさんによれば、ケアファームのよいところは、「それぞれの利用者が役割をもてること」、そして「野外の活動で症状が安定し、笑顔でみんな一日を過ごし家に帰ることができる」ことだという。

コリーさんは、2010年に農園の一角を改修してこのケアファームを立ち上げた。初期投資には30万~40万ユーロ（日本円で4000万~5000万円）かけたという。ただ、3分の1はヨーロッパ連合（EU）からの補助金がもらえたという。常勤職員はコリーさんはじめ3名、あと20名のボランティアや実習生が手伝ってくれる。

デイサービスの利用料は1日60~90ユーロで、利用者は市町村の利用資格審査を受けたうえで介護チケットを持ってやってくる。

ケアファームとしては年間およそ14万ユーロを市町村から受け取り、年間の利益は3万~4万ユーロとのことだった。コリーさんによると「それほどの利益にはならないが、このケアファームを始めて後悔はしていない」という。

Point

① 酪農農場で認知症患者のためのデイサービスを行う「ケアファーム」

② 認証審査を通った「ケアファーム」が国内に1700カ所

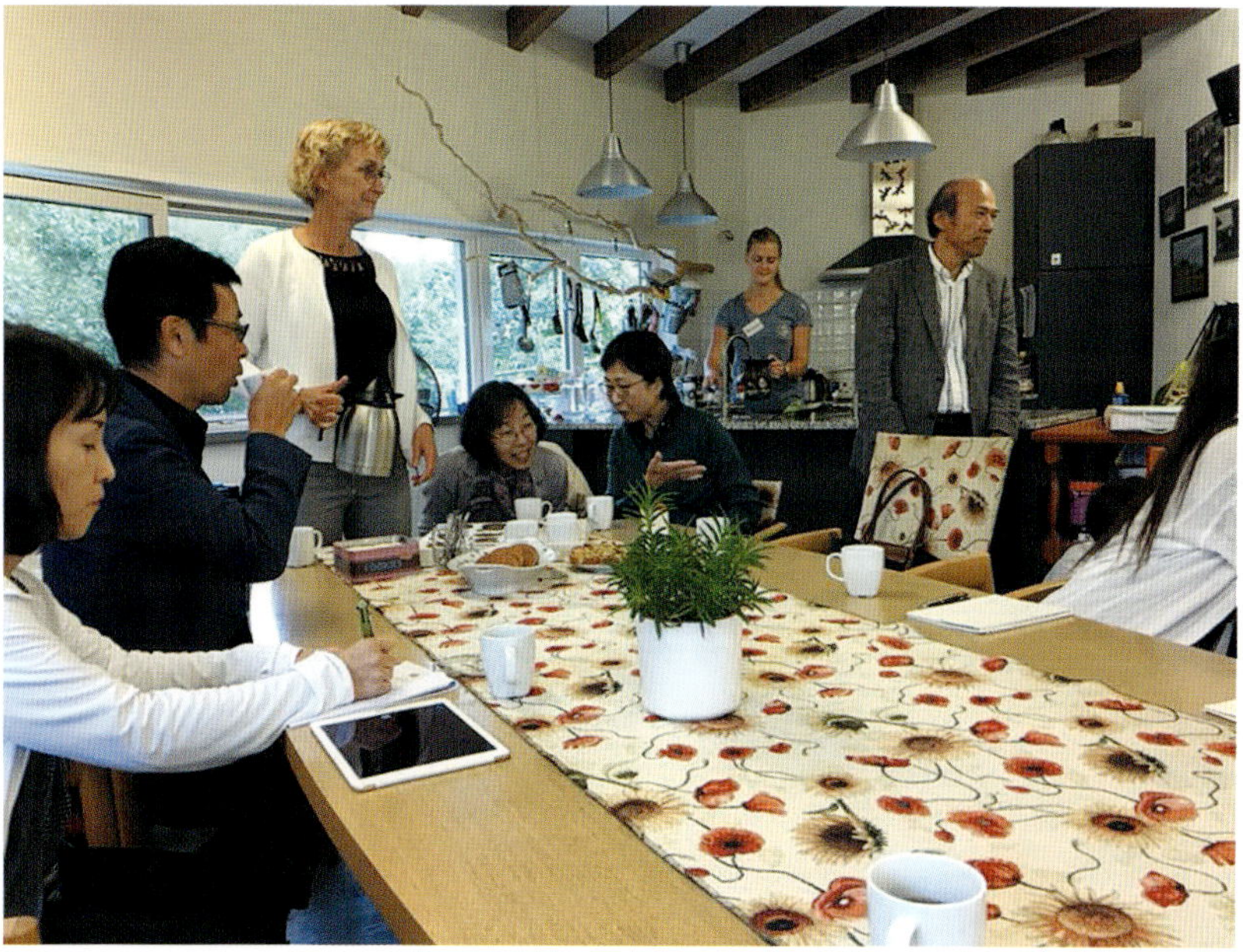

アムステルダム郊外のヘッケドルフ村のブーラ農園のケアファーム（2018年8月28日）。左から3人目が看護師のコリーさん。

ケアファーム連盟によれば、こうしたケアファームは、国内に**1700カ所**あるという。質保証のための認証審査を受けており、感染や安全の観点から審査が行われるという。

コリーさんのデイサービスのリビングで利用者の皆さんと一緒に、手作りのゴーダチーズやジャム、菜園で採れたてのトマトやキュウリをいただいた。コーヒーの香りがやわらかな日差しの入るリビングを満たしていて、豊かなオランダの農園のケアファームの雰囲気を満喫できた研修旅行だった。

7 イギリスの認知症戦略

2015年8月終わり、夏休みを利用してロンドンを訪れて、イギリスの認知症国家戦略の現状を見て回ってきた。2015年は我が国でも、2025年の認知症700万人時代を見据えて、1月に安倍首相が認知症施策推進総合戦略（新オレンジプラン）を策定したところだった。また、イギリスでも当時のキャメロン首相のもと、認知症対策は社会保障政策の最優先課題として取り扱われていた。

イギリスでは2009年に、「認知症とともによき生活（人生）を送る：認知症国家戦略」(Living well with dementia：A National Dementia Strategy) がスタートし、2014年までの5年間を認知症ケア改善に取り組む集中改革期間と定め、以下の5つの目標のもと、認知症施策が推進されてきた。

①早期の診断・支援のための体制整備
②総合病院における認知症対応の改善
③介護施設における認知症対応の改善
④ケアラー支援の強化
⑤抗精神病薬処方の制限

今回の見学ツアー中、①の早期の診断・支援のための「認知症診断率向上プログラム」が興味深かった。この実施状況についてロンドン大学のキングスカレッジで、認知症に関する著名なリーダーの一人でもある精神科医のDaniel Harwood先生にお話をうかがった。

先生のお話によると、**イギリスの認知症患者数は約80万人で、2021年までに100万人を超える**という。

イギリスにおける認知症診断の課題は、地域ごとにばらつく**診断率の平準化**と、その**診断率の平均の底上げ**だとのこと。そこでまずイギリスでは、全国の疫学調査をもとに、地域別の認知症の診

Point
① イギリスの認知症患者数は 2021 年には 100 万人を超える
② 地域による診断率の格差を減らし診断率の平準化に取り組む

断率を計測し、公表することとした。診断率は地域別の推定患者数を分母に、地域別の認知症診断患者数を分子にとり、算出する。

例えばロンドンにおける２０１４年の地域別診断率は平均で55％であるが、しかしこれには地域格差がある。ロンドン中心部では診断率は60％以上に達していたが、周辺部では50％以下であった。

このため、まずは診断率を現状から67％までに向上させるという目標を設定し、診断率向上のための開業医の認知症診断の研修や、さらに**開業医が認知症を診断し患者登録を行うことに対して55ポンドの診療報酬の支払いインセンティブを設けた。また認知症初期集中支援チームであるメモリーサービスの普及とその質向上**を図ったという。結果、認知症診断率は、ロンドンにおいて、２０１４年の55％から、２０１５年前半の67％までに上昇したそうだ。

翻って日本を見ると、認知症施策に欠けているのが、こうした認知症診断率の測定と、その目標設定だと思った。地域別の認知症診断率目標の設定が、地域における認知症施策の第一歩となる。また、こうした定量目標を定めることが、その後の施策の評価にもつながる。

認知症施策のヒントに満ちたロンドンツアーだった。

8　中国ＣＣＲＣ事情　～都市部の大規模ＣＣＲＣを見る

２０１８年3月に中国の北京、青島にある大規模「継続介護付リタイアメント・コミュニティー（ＣＣＲＣ）」を見学する機会があった。見学したＣＣＲＣはいずれも病院に隣接したＣＣＲＣで、民間デベロッパーが開発、運営主体となっていた。

北京では燕达医院に隣接したＣＣＲＣ、青島では斉魯病院に隣接したＣＣＲＣを見学した。これらの病院はいず

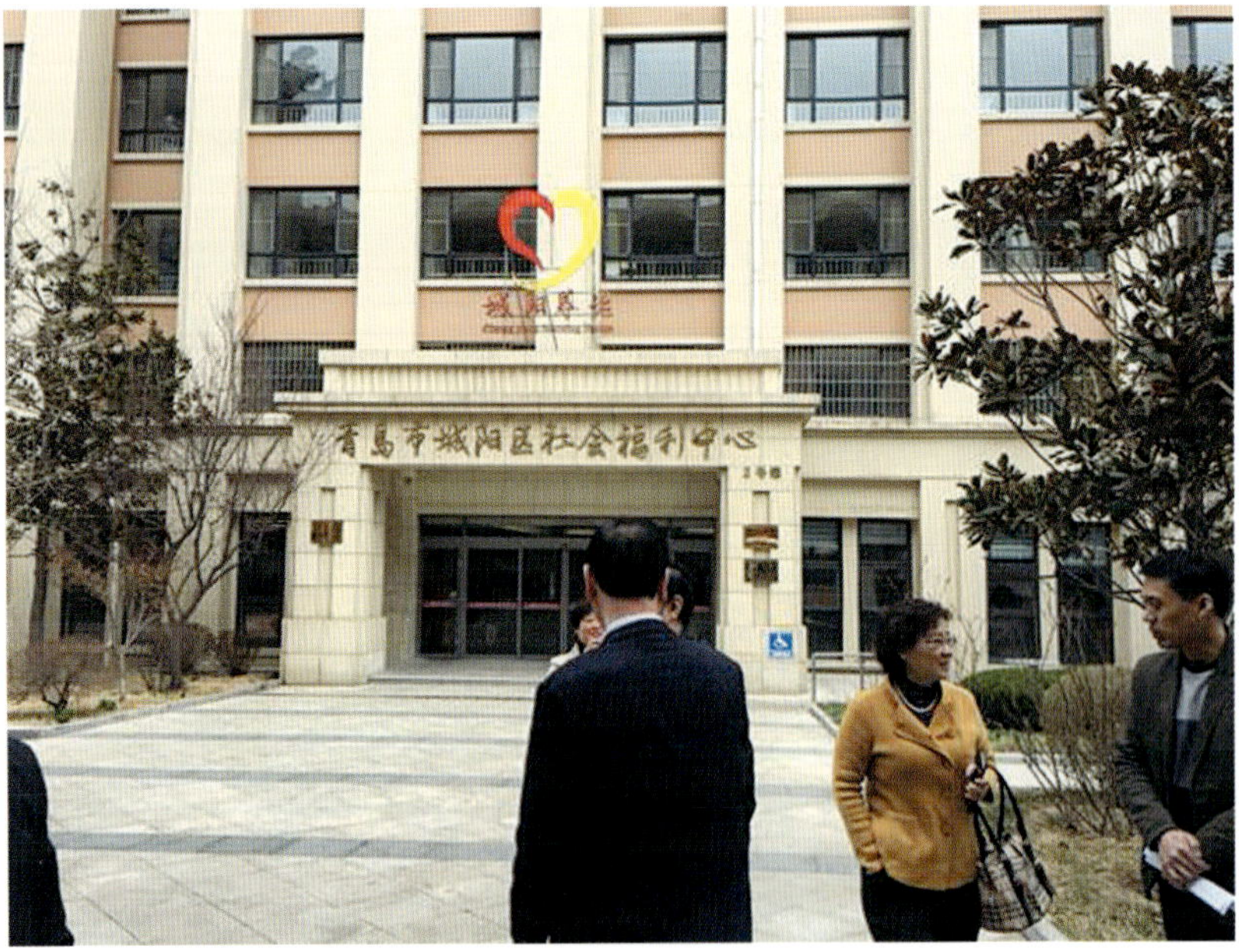

中国青島市城陽区の CCRC 併設の社会福祉センター

れも1000床規模で、中国では最上級ランクの3級甲病院である。病院の敷地に隣接したCCRCも「ヘルスタウン」と呼べるほど大規模だった。広い敷地には高級介護付きマンション棟が立ち並び、ナーシングホーム、健康管理センター、高齢者カルチャーセンター「老人大学」、商業施設などが併設されていた。

青島のCCRCではアルツハイマー棟も見学した。赤いおそろいの衣服を身にまとって合唱するお年寄りたち、老人大学で書道のお稽古やビリヤードに興じるお年寄りたちとの交流も楽しかった。

中国では過去30年間続いた「一人っ子政策」のため、今や人口の高齢化が急速に進んでいる。中国国務院が発表した「老齢事業発展計画」によると、**2020年には60歳以上の高齢者は2億5500万人に達し、総人口の約2割を占める**との予測だ。60歳以上人口だけで軽く日本の人口の2倍という数だ。

このため、老人ホーム（「養老社区」）の需要も急増している。背景には中国政府が「90・7・3」の養老モデルを制定したことが関係している。**「90・7・3」とは、高齢者の90%は自宅で暮らし、7%は在宅で生活支援・介護サービスを受け、3%が有料老人ホーム等に施設入居するという政策**である。

有料老人ホーム3%政策といっても巨大な中国の人口のなかでのこと。例えば上海では2015年までに12・5万床の老人ホームの整備目標を立てた。しかし土地価格の高騰や地方政府資金の不足などから、進捗は遅れている。このため、上海地方政府は民間デベロッパーの力を借りて老人ホーム事業を展開しようとしている。

しかし、こうした民間のデベロッパーにはCCRCの事業運営ノウハウが欠如しているところが多い。このため、こうしたデベロッパーの多くは、現在、アメリカやカナダ、デンマーク、スウェーデンなど欧州系の運営事業者と提携したり、介護研修のノウハウをもつ海外の大学との提携で、運営管理ノウハウや介護スキルノウハウの移転を図っている。

こうしたなか、日本にも中国のデベロッパーからの国内の高齢者サービス関連企業への共同事業のオファーが増えていると聞く。今後のますます高まる中国CCRC需要拡大と、その開発動向に注目したい。

Point

① 2020年には60歳以上人口が2億5500万人に達する中国

② 自宅90%、在宅サービス7%、施設入居3%

Columna⑥

ブルックリンの訪問診療

もう30年以上も前のことだが、筆者が当時の厚生省の留学でブルックリンにあるニューヨーク州立大学の家庭医学科で研修をしていたころの話だ。

アメリカには「家庭医学科（ファミリー・プラクティス）」と言って、家庭医を養成する専門コースがある。家庭医養成コースは様々な専門科をローテーションして、幅広い知識と経験を身につけることに主眼が置かれている。

この家庭医療科のローテーションで思い出に残るのは、老年医学科だった。アメリカの家庭医学科では、特に老年医学が強調されていたこともあって、印象に残ったのだろう。

老年医学科では、外来の診察室でお年寄りを診ることや、往診でお年寄りの自宅を訪問することを経験した。老年医学科の外来でお年寄りと交わした会話は、今では懐かしいブルックリンの思い出になっている。

あるとき、90歳近い亡命ロシア人のおばあさんで、コニーアイランドに住んでいる患者さんが診察に来られた。診察を終えて雑談になったとき、筆者が日本人だと気づいたおばあさんが「ところでお国のエンペラーが、ご病気のようですが……」と言う。ちょうどその頃、昭和天皇が入院したことがニューヨークタイムスでも報道されていた。おばあさんは「日露戦争のことは子ども心にも覚えている」と話していた。帝政ロシアで迫害を受けてニューヨークに逃れてきた亡命ユダヤ人としては、そのロシアを打ち負かした日本がよほど強烈な印象として残っているのだろう。

老年医学科では往診の実習もあった。これもブルックリンに住む80歳代の一人暮らしのおばあさんのアパート

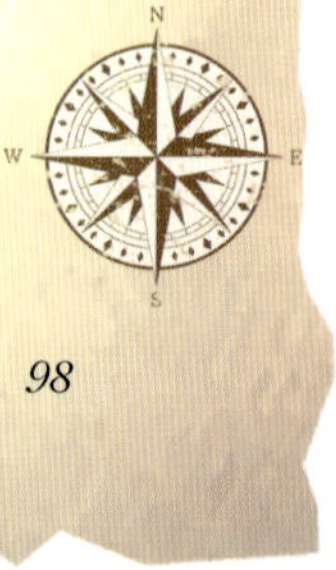

に行った。お風呂場で転倒して大腿骨頸部骨折を起こしたというおばあさんの家に、老年医学の専門医の運転する真っ赤なフェラーリで、看護師、ソーシャルワーカーやレジデントたちと一緒に乗り込んだ。

老年医学の専門医が言う。

「見てみろ、この暗いバスルームを！　あの電球はいくらする？」

「50セントぐらいでしょうか？」

「では人工股関節置換術の手術料は？」

「１０００ドルぐらいですね」

「そうだ。どっちが高い？　電球を取り替えて明るくすれば、転倒が予防できて、医療費１０００ドルが節約できる」

そのあと冷蔵庫をあけて食材をチェックしたり、薬箱をあけて服薬状況を見たりして帰ってきた。

こうした自宅の環境も含めた総合評価を行うのが、当時からアメリカの老年医学科では当たり前のことになっていた。これは高齢者の総合評価プログラム（Comprehensive Geriatric Assessment：ＣＧＡ）と呼ばれていて、外来の診察や往診のあと、カンファレンスルームで、老年医学の専門医、レジデントや看護師、ソーシャルワーカーともに、診察した高齢患者を評価する。

このとき家庭医学科の専任ソーシャルワーカーのルースが口癖のように言っていた言葉が今でも忘れられない。

「高齢者患者を診ればすぐわかることだけど、『純粋に医学的な問題』なんて、お目にかかったことがない。すべて社会的問題との複合的な問題ばかりだ」

まさにそのとおりである。高齢者の評価は多面的に総合的に、多職種チームで行うべきだろう。

おわりに

2040年は著者を含む700万人の団塊の世代（1947年～1949年生まれ）にとっては、超えることができないデッドラインの年だ。現在70歳を超えた団塊世代にとって2040年は90歳超の年だ。このとき団塊の世代は平均寿命を超え、年間死亡者数約170万人の大量死亡時代を迎える。

さて今年は令和元年、2040年といえば令和22年だ。これからの20年間の年表を見てみよう。まず最初の荒海は、団塊世代のすべてが75歳以上の後期高齢者となる2025年だ。この年、在宅医療の需要が今の2倍、100万人に達する。そして認知症も700万人に達する。そして2030年、団塊世代のすべてが80歳以上となり、団塊の世代の平均寿命を迎える。そして2040年、平均寿命を超えた団塊世代の大量死亡時代が訪れる。

では2040年の令和22年に立って現在を振り返ってみよう。令和22年の人々は令和元年をどのように評価するだろうか？　平成26年（2014年）の地域医療介護総合確保法の成立から5年がたち、地域医療構想や地域包括ケアシステムが各地でようやく始動し始めた。しかしその試みはまだまだ試行錯誤、2040年へ向けての大航海を前に海図を片手にさ迷っている年として位置付けられるだろうか？　あるいは2040年に通じる航路をすでに見つけて力強く帆を張って走り出した年として評価されるのだろうか？

本書を手に取られた若い皆さんに期待したいのは以下である。本書に記した混沌とした医療・介護の現状のなかから、20年後の未来の大海原につながる航路を一つでも見出していただければ幸いである。向かう方向は明らかだ。それは病院を脱して、地域のブルーオーシャンに乗り出すということなのだ。その航路を見出してほしい。

団塊世代700万人の高齢化とその大量死亡はかつてない社会現象で、数々の新たな市場を生み出すことだろう。こうした新市場のなかにこそ次の世代につながる新たな価値が生まれる可能がある。団塊の世代という巨大な人口塊が通り過ぎたあとに、より良い社会の価値が誕生することを願ってやまない。

2019年秋　東京白金台で

武藤正樹

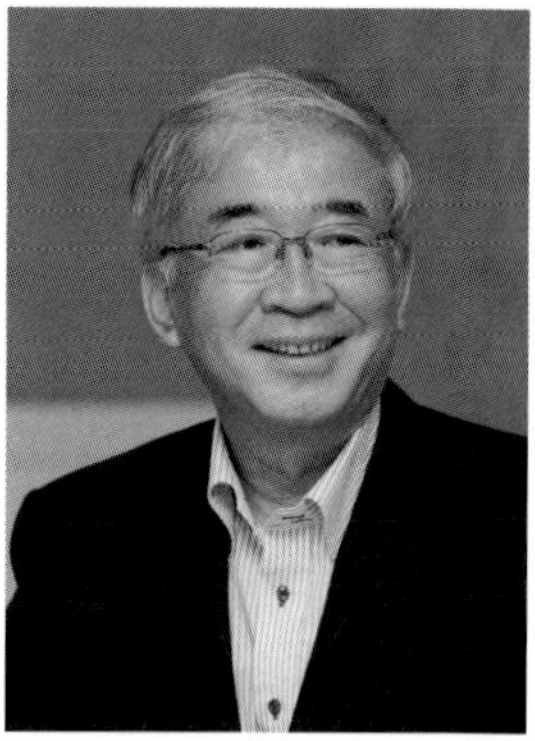

武藤　正樹（むとう　まさき）

【略歴】

1949年神奈川県川崎市生まれ。1974年新潟大学医学部卒業、1978年新潟大学大学院医科研究科修了後、国立横浜病院にて外科医師として勤務。同病院在籍中1986年〜1988年までニューヨーク州立大学家庭医療学科に留学。1988年厚生省関東信越地方医務局指導課長。1990年国立療養所村松病院副院長。1994年国立医療・病院管理研究所医療政策研究部長。1995年国立長野病院副院長。2006年より国際医療福祉大学三田病院副院長・国際医療福祉総合研究所長・同大学大学院教授、2007年より（株）医療福祉経営審査機構CEO（兼務）、2011年より（株）医療福祉総合研究所代表取締役社長（兼務）、2014年4月より参議院厚生労働委員会調査室客員調査員（兼務）。2018年4月より国際医療福祉大学大学院（医療福祉経営専攻、医学研究科公衆衛生学専攻）、2010年より国際医療福祉大学クリニックで外来診療も担当。

【政府委員等】

医療計画見直し等検討会座長（厚生労働省2010年〜2011年）、精神科医療の機能分化と質向上に関する検討会座長（厚生労働省2012年）、高度情報通信ネットワーク社会推進戦略本部「医療情報化に関するタスクフォース」レセプト情報等活用作業部会座長（内閣府2011年〜2012年）、ジェネリック医薬品品質情報検討会委員（厚労省2008年〜）、東京都地域対策協議会委員（東京都2008年〜2017年）、中央社会保険医療協議会診療報酬調査専門組織・入院医療等の調査評価分科会会長（厚労省2012年〜2018年）、療養病床の在り方等に関する検討会委員（厚労省2015年〜2016年）

〔著者連絡先〕

〒107-8402　東京都港区赤坂4-1-26　国際医療福祉大学大学院　メール：mutoma@iuhw.ac.jp

※定価はカバー裏に
表示してあります

2040年——医療&介護のデッドライン
団塊世代“大死亡時代”の航海図

2019年11月27日　第1版第1刷発行

著者　武藤正樹
発行者　小野章
発行所　医学通信社
〒101-0051 東京都千代田区神田神保町2-6 十歩ビル
TEL 03-3512-0251(代表)
FAX 03-3512-0250(注文)
03-3512-0254(書籍の記述についてのお問い合わせ)

http://www.igakutushin.co.jp/
※ 弊社発行書籍の内容に関する追加情報・訂正等を掲載しています。
装丁デザイン／EBranch 冨澤崇
印刷・製本／シナノ印刷

ISBN978-4-87058-756-4

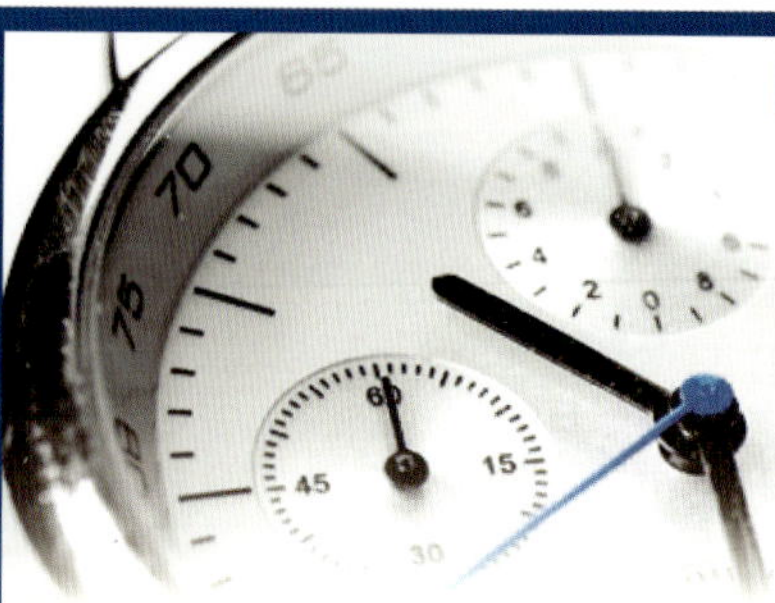

新刊　地域医療構想・地域包括ケアはこうなる！

2025年へのカウントダウン

国際医療福祉大学大学院教授
武藤正樹　著

「10年後の医療と介護の現実」――その工程表と実践対策

2025年の「地域医療構想」「地域包括ケア」――その工程と対策を示す医療・介護の新たな「座標軸」。あと10年，待ったなしのカウントダウン!!

「2025年まで，あと10年。ホームストレッチは2018年から始まる7年間である。2018年は第7次医療計画のスタート年，市町村の介護保険事業計画のスタート年，そして診療報酬・介護報酬の同時改定年。この年はちょうど惑星直列のような年で，ここから2025年のゴール前のラストスパートが始まる」（本書より）

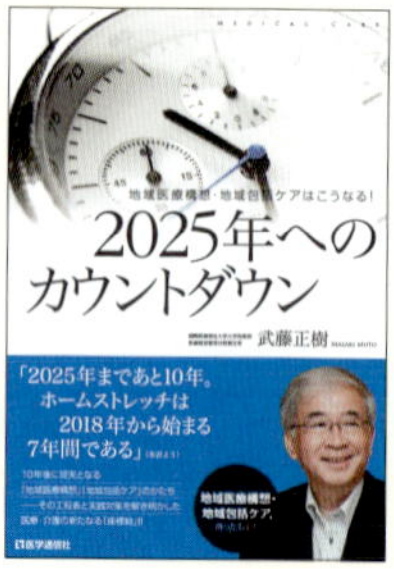

2015年9月刊

- A5判／約270頁
- フルカラー＋2色
- 2,600円（＋税）

★「地域医療構想・地域包括ケア」を目指す2025年まであと10年――両施策の**具体的な工程表，制度改革の内容，経営戦略**をナビゲート!!

★**中医協「入院医療等の調査・評価分科会」会長（著者）が見通す**，医療と介護の**新たな"地平"**と，そこへ向かうための**新たな"座標軸"!!**

★ **2016年診療報酬改定の動向や「患者申出療養」等の制度改革の動向**も詳しく解説。2025年に向けた医療・介護制度改革に関する**最新情報のすべてを凝縮**しています。――情報アップデートに最適の1冊!!

★医療・介護制度改革の全体像、2025年に至る10年の工程表が一目でわかる、ビジュアルなイラスト・図表を多数掲載。各種の医療・介護関連データも多数収録しています。

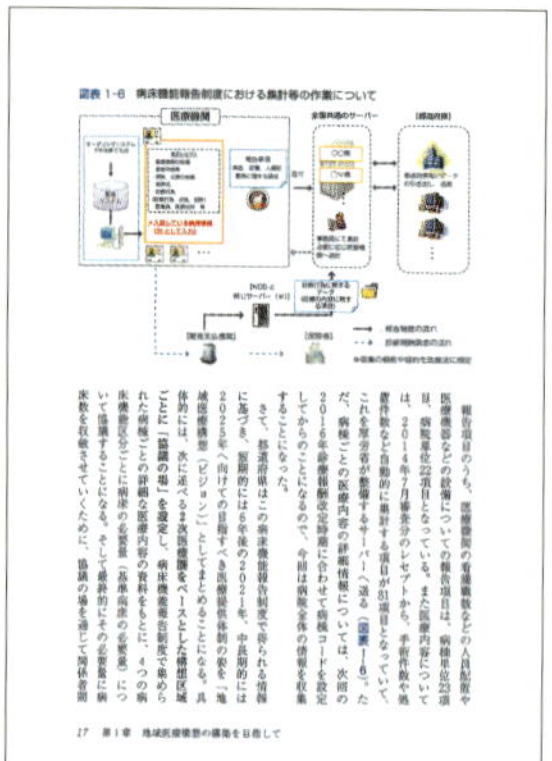

★「地域医療構想」「地域包括ケア」「患者申出療養」「地域医療連携推進法人」「医療事故調査制度」「データヘルス計画」――など近未来のキーワードを多数網羅し明快解説。

CONTENTS

最新刊　後発医薬品の未来のかたちを探る

ジェネリック医薬品の新たなロードマップ

GENERIC DRUGS

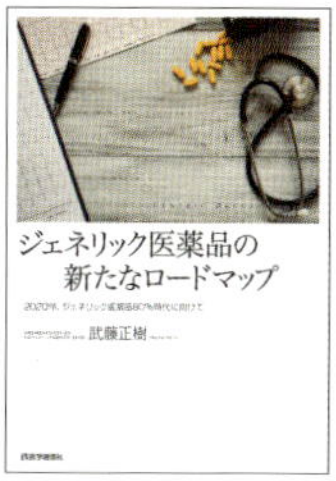

2020年，ジェネリック医薬品80%時代に向けて

なぜ後発医薬品の使用が推進され，いかにその普及が図られているか。なぜ医師や薬剤師は不信を抱き，いかにその不信を払拭するか——その解決策と未来のかたちを最新知見からナビゲート‼

国際医療福祉大学
大学院教授
武藤正樹　著

2016年7月刊
■A4判／約60頁
■2色刷
■1,200円（＋税）

★後発医薬品については，今なお診療所医師の5割以上が「**品質，効果に問題がある**」との不信を抱き，薬剤師の不信も払拭しきれていない。**なぜそのような不信が根強いのか，それを払拭するにはどうすればよいか**——について客観的に分析し，前向きに解決策を検討します。

★**後発医薬品**とはどのようなものか，いかに**生産・承認・販売**されているか，**先発品との違い**は何か，**後発品市場の現状**はどうか，**オーソライズド・ジェネリック**とは何か，後発品使用促進に向けた**医療政策・診療報酬**とはどのようなものか——などにつき，わかりやすく解説。

★政府が掲げる「**2020年度末までに普及率80%以上**」の目標について検証し，その達成のためには**品質改善，安定供給，市場システム，保険者機能，医療政策**をどうすればよいか，具体的に提案。医療機関において**後発品使用を推進するためのエビデンス**としても最適の1冊。

★品質・生産・市場の現状と課題，ジェネリック普及の解決策と今後の方向性を解き明かし，医療機関の適切な後発品使用をナビゲート。

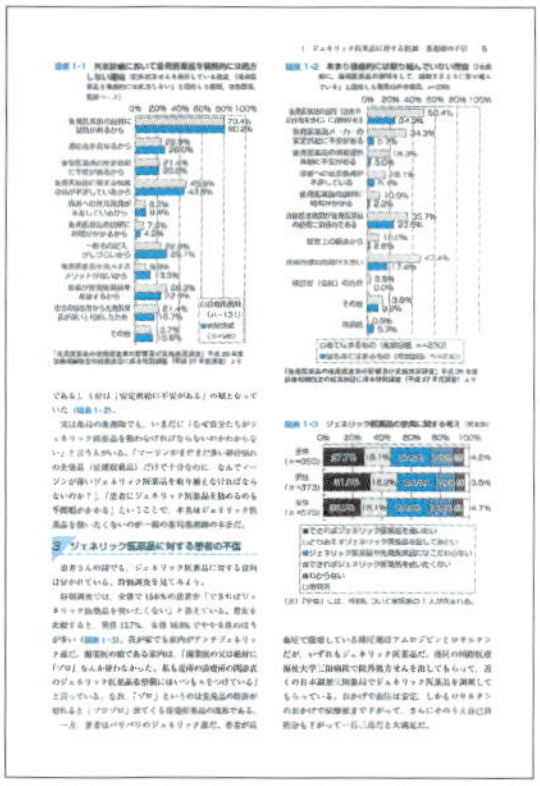

CONTENTS

【ご注文方法】①HP・ハガキ・FAX・電話等でご注文下さい。②振込用紙同封で書籍をお送りします（料金後払い）。③または書店にてご注文下さい。

〒101-0051 東京都千代田区神田神保町2-6 十歩ビル
tel.03-3512-0251　fax.03-3512-0250
ホームページ https://www.igakutushin.co.jp
医学通信社

最新刊　**プロの“リアルな経験知”を総まとめ!!**

“リアル”なクリニック経営——300の鉄則

～開業，財務管理，集患，採用，人事労務，職場活力，承継まで～

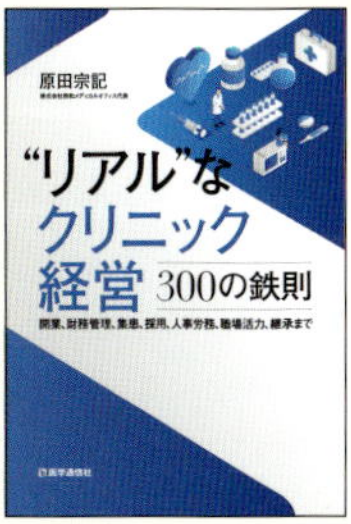

株式会社宗和メディカルオフィス代表　**原田　宗記**　著

★クリニック経営は，**開業時の事業計画の甘さ，想定患者数と現実の乖離，診療報酬の変化，地域の疾病構造の変化，競合クリニックの開設，スタッフの雇用問題**——等々，様々なギャップやアクシデントが生じます。

★プランを狂わせる“落とし穴”は，**開業支援業者に勧められるままの事業計画，費用対効果マイナスの広告，削ってはいけない人材コストの削減，スタッフの採用・教育の失敗**——等々，無数に存在します。

★本書では，これまで30年間で200以上のクリニックを経営改善に導いてきたプロフェッショナルの**“リアルな経験知”を総まとめ**しています。

★**失敗しない計画，騙されない契約，実効性ある業務改善，活力ある職場，優秀な人材育成**——を実現する実践的な**“クリニック経営の330の鉄則”**。プランと現実との乖離が見えてきたら，ぜひ本書で手当てを。

2019年12月刊

■価格：2,600円（＋税）
■A5判
■約320頁
■2色刷

330の鉄則（例）

■マニュアルどおりの開業では成功しなくなった。医療を取り巻く環境は変わった
■開業コンサルティングが無料であれば，その費用はどこか別のところにプラスされている
■「こんなことが起こるのか？」——成功への道は誰もが通る予想外の道!!
■1日当たりの患者数と診療単価，診療限界患者数が事業計画の鍵となる
■後から払う税金，先に払う税金がある。自由に使える資金は意外と少ない
■金融投資より事業にプラスになる前向きな投資を。スタッフへの投資は最優先課題となる
■意見の押し付けでは退職者が増える。意欲をもたせることができれば予想以上に成長する
■広告やホームページに頼らなくても流行っているクリニックはいくらでもある
■患者から総合的に支持されなければ成功しない。何でもないと思うことが一番評判を落とす
■顧客管理で地域や患者ニーズに応えて診療を変化させることが増患・増収につながる

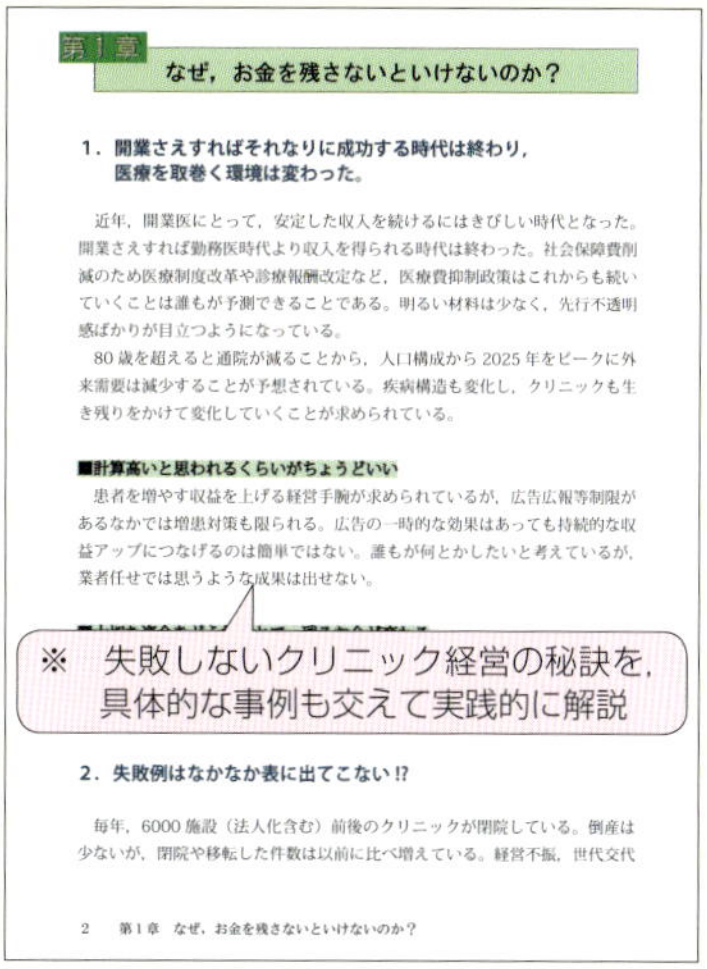

第1章　なぜ，お金を残さないといけないのか？

1．開業さえすればそれなりに成功する時代は終わり，医療を取巻く環境は変わった。

近年，開業医にとって，安定した収入を続けるにはきびしい時代となった。開業さえすれば勤務医時代より収入を得られる時代は終わった。社会保障費削減のため医療制度改革や診療報酬改定など，医療費抑制政策はこれからも続いていくことは誰もが予測できることである。明るい材料は少なく，先行不透明感ばかりが目立つようになっている。

80歳を超えると通院が減ることから，人口構成から2025年をピークに外来需要は減少することが予想されている。疾病構造も変化し，クリニックも生き残りをかけて変化していくことが求められている。

■計算高いと思われるくらいがちょうどいい

患者を増やす収益を上げる経営手腕が求められているが，広告広報等制限があるなかでは増患対策も限られる。広告の一時的な効果はあっても持続的な収益アップにつなげるのは簡単ではない。誰もが何とかしたいと考えているが，業者任せでは思うような成果は出せない。

※　失敗しないクリニック経営の秘訣を，具体的な事例も交えて実践的に解説

2．失敗例はなかなか表に出てこない⁉

毎年，6000施設（法人化含む）前後のクリニックが閉院している。倒産は少ないが，閉院や移転した件数は以前に比べ増えている。経営不振，世代交代

2　第1章　なぜ，お金を残さないといけないのか？

【ご注文方法】①HP・ハガキ・FAX・電話等でご注文下さい。②振込用紙同封で書籍をお送りします（料金後払い）。③または書店にてご注文下さい。

〒101-0051 東京都千代田区神田神保町2-6 十歩ビル
tel.03-3512-0251　fax.03-3512-0250
ホームページ https://www.igakutushin.co.jp
医学通信社

最新刊　**“働き方改革”実践応用編**

医療&介護の職場トラブルQ&A

日本人事労務コンサルタントグループ（LCG）医業福祉部会　著

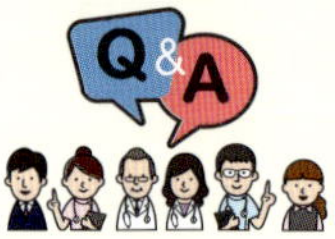

労働環境・ハラスメント・給与・残業・メンタルヘルス——全120QA

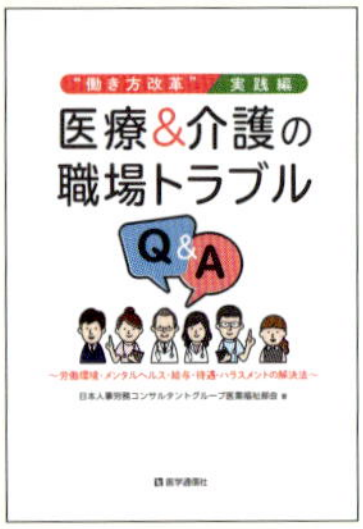

2019年9月刊

■A５判／約260頁
■２色刷
■価格：2,400円（+税）

★**働き方改革関連法**が2019年４月から順次施行され，５月には**パワハラ防止法**が成立。医療機関や介護施設でも，**労働環境や処遇の改善，ハラスメントの問題は重要課題**としてクローズアップされています。

★本書は，**最新の法制度に準拠**したうえで『職場の難問Q&A』（旧書名）を大幅に見直し，**新しいQ&Aも多数加えてリニューアル**。

★医療機関と介護施設における，**労働条件・残業・勤務評定・給与・休暇・退職・ハラスメント・職権の範囲・モラル・職場の活力・コミュニケーション・労災・メンタルヘルス・個人情報**——など，スタッフ・職員が日頃疑問や不満に思っている**120の諸問題をQ&Aでズバリ解決**。

★「**LCG医業福祉部会**」は医療機関や介護施設を専門とした人事労務コンサルタントの全国組織。**様々なトラブルを解決してきた経験豊富なプロフェッショナル**が，最新の法律解釈と実践的な解決法を伝授!!

働き方改革やパワハラ防止法など最新法制度に準拠し，医療と介護の120の職場トラブルをQ&Aでズバリ解決!!　法的根拠も明示しているので，そのまま実践応用可能です!!

CONTENTS

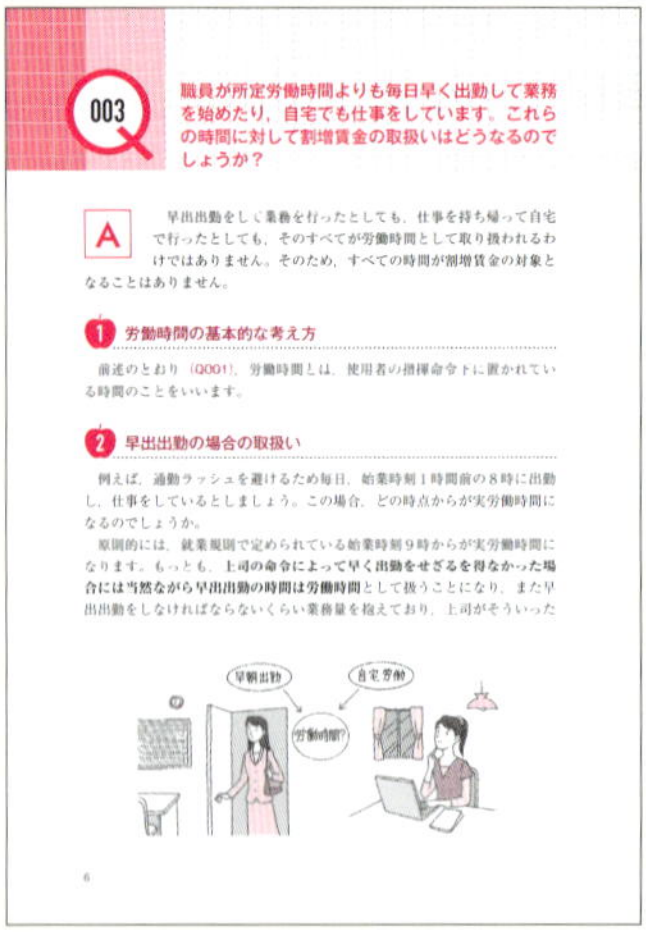

Q 003　職員が所定労働時間よりも毎日早く出勤して業務を始めたり，自宅でも仕事をしています。これらの時間に対して割増賃金の取扱いはどうなるのでしょうか？

A　早出出勤をして業務を行ったとしても，仕事を持ち帰って自宅で行ったとしても，そのすべてが労働時間として取り扱われるわけではありません。そのため，すべての時間が割増賃金の対象となることはありません。

1 労働時間の基本的な考え方

前述のとおり（Q001），労働時間とは，使用者の指揮命令下に置かれている時間のことをいいます。

2 早出出勤の場合の取扱い

例えば，通勤ラッシュを避けるため毎日，始業時刻１時間前の８時に出勤し，仕事をしているとしましょう。この場合，どの時点からが実労働時間になるのでしょうか。

原則的には，就業規則で定められている始業時刻９時からが実労働時間になります。もっとも，**上司の命令によって早く出勤をせざるを得なかった場合には当然ながら早出出勤の時間は労働時間**として扱うことになり，また早出出勤をしなければならないくらい業務量を抱えており，上司がそういった

6

※医療機関と介護施設の具体的なトラブル事例に基づいたQ&A集!!　ただの法的解釈だけではなく，現実的で実践的な解決法も併せて示しています。

※120Q&Aで，職場環境が画期的に改善されるはず!!「働き方改革」実践応用編!!

【ご注文方法】①HP・ハガキ・FAX・電話等でご注文下さい。②振込用紙同封で書籍をお送りします（料金後払い）。③または書店にてご注文下さい。

〒101-0051 東京都千代田区神田神保町2-6 十歩ビル
tel.03-3512-0251　fax.03-3512-0250
ホームページ https://www.igakutushin.co.jp
医学通信社

2020年４月診療報酬改定の点数・基準・通知・事務連絡等を完全収載!!

来春刊 **2020年４月版**

2020年４月刊予定

医　科

診療点数早見表

通則・点数・通知・事務連絡を一括掲載

★関連するすべての規定を，フルカラーで分類して一括掲載。機能的かつ見やすいレイアウトで，関連規定が一覧できます。

オリジナル解説・Q&A・一覧表も多数収録

★難解な解釈には，オリジナル解説・Q&A・一覧表を付記。わかりやすさ抜群です。

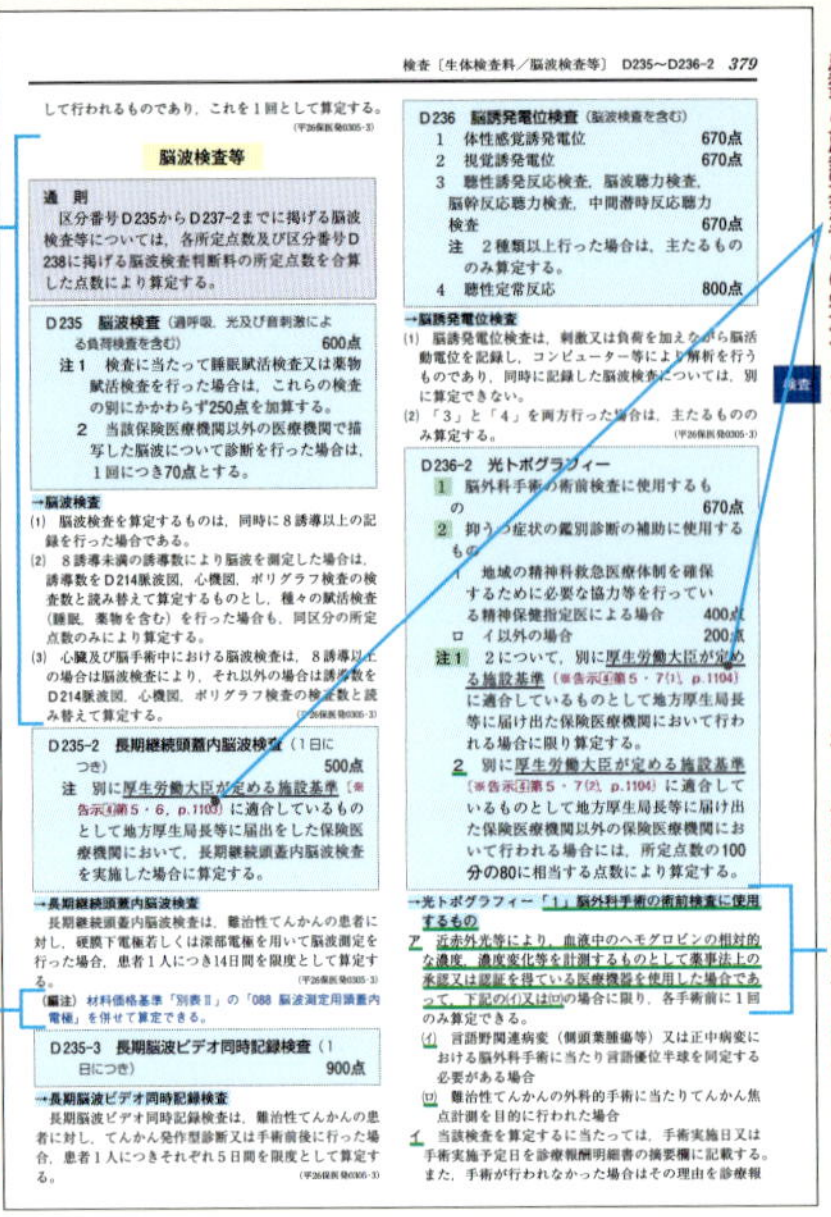
検査〔生体検査料／脳波検査等〕 D235〜D236-2　379

して行われるものであり，これを１回として算定する。
（平26保医発0305-3）

脳波検査等

通　則
区分番号D235からD237-2までに掲げる脳波検査等については，各所定点数及び区分番号D238に掲げる脳波検査判断料の所定点数を合算した点数により算定する。

D235　脳波検査（過呼吸，光及び音刺激による負荷検査を含む）　600点
注１　検査に当たって睡眠賦活検査又は薬物賦活検査を行った場合は，これらの検査の別にかかわらず250点を加算する。
２　当該保険医療機関以外の医療機関で描写した脳波について診断を行った場合は，１回につき70点とする。

→脳波検査
(1)　脳波検査を算定するものは，同時に８誘導以上の記録を行った場合である。
(2)　８誘導未満の誘導数により脳波を測定した場合は，誘導数をD214脈波図，心機図，ポリグラフ検査の検査数と読み替えて算定するものとし，種々の賦活検査（睡眠，薬物を含む）を行った場合も，同区分の所定点数のみにより算定する。
(3)　心臓及び脳手術中における脳波検査は，８誘導以上の場合は脳波検査により，それ以外の場合は誘導数をD214脈波図，心機図，ポリグラフ検査の検査数と読み替えて算定する。
（平26保医発0305-3）

D235-2　長期継続頭蓋内脳波検査（１日につき）　500点
注　別に厚生労働大臣が定める施設基準〔※告示④第５・６，p.1103〕に適合しているものとして地方厚生局長等に届出をした保険医療機関において，長期継続頭蓋内脳波検査を実施した場合に算定する。

→長期継続頭蓋内脳波検査
長期継続頭蓋内脳波検査は，難治性てんかんの患者に対し，硬膜下電極若しくは深部電極を用いて脳波測定を行った場合，患者１人につき14日間を限度として算定する。
（平26保医発0305-3）

（編注）材料価格基準「別表Ⅱ」の「088 脳波測定用頭蓋内電極」を併せて算定できる。

D235-3　長期脳波ビデオ同時記録検査（１日につき）　900点

→長期脳波ビデオ同時記録検査
長期脳波ビデオ同時記録検査は，難治性てんかんの患者に対し，てんかん発作型診断又は手術前後に行った場合，患者１人につきそれぞれ５日間を限度として算定する。
（平26保医発0305-3）

D236　脳誘発電位検査（脳波検査を含む）
１　体性感覚誘発電位　670点
２　視覚誘発電位　670点
３　聴性誘発反応検査，脳波聴力検査，脳幹反応聴力検査，中間潜時反応聴力検査　670点
注　２種類以上行った場合は，主たるもののみ算定する。
４　聴性定常反応　800点

→脳誘発電位検査
(1)　脳誘発電位検査は，刺激又は負荷を加えながら脳活動電位を記録し，コンピューター等により解析を行うものであり，同時に記録した脳波検査については，別に算定できない。
(2)　「３」と「４」を両方行った場合は，主たるもののみ算定する。
（平26保医発0305-3）

D236-2　光トポグラフィー
１　脳外科手術の術前検査に使用するもの　670点
２　抑うつ症状の鑑別診断の補助に使用するもの
イ　地域の精神科救急医療体制を確保するために必要な協力等を行っている精神保健指定医による場合　400点
ロ　イ以外の場合　200点
注１　２について，別に厚生労働大臣が定める施設基準（※告示④第５・7(1)，p.1104）に適合しているものとして地方厚生局長等に届け出た保険医療機関において行われる場合に限り算定する。
２　別に厚生労働大臣が定める施設基準（※告示④第５・7(2)，p.1104）に適合しているものとして地方厚生局長等に届け出た保険医療機関以外の保険医療機関において行われる場合には，所定点数の100分の80に相当する点数により算定する。

→光トポグラフィー「１」脳外科手術の術前検査に使用するもの
ア　近赤外光等により，血液中のヘモグロビンの相対的な濃度，濃度変化等を計測するものとして薬事法上の承認又は認証を得ている医療機器を使用した場合であって，下記の(イ)又は(ロ)の場合に限り，各手術前に１回のみ算定できる。
(イ)　言語野関連病変（側頭葉腫瘍等）又は正中病変における脳外科手術に当たり言語優位半球を同定する必要がある場合
(ロ)　難治性てんかんの外科的手術に当たりてんかん焦点計測を目的に行われた場合
イ　当該検査を算定するに当たっては，手術実施日又は手術実施予定日を診療報酬明細書の摘要欄に記載する。また，手術が行われなかった場合はその理由を診療報

点数と施設基準との完全リンク

★施設基準の該当ページ・該当項目をピンポイントで明示。施設基準が素早く的確に確認できます。

2020年４月改定の変更部分を明示

★緑色のマーキングを施した，フルカラーならではの画期的なオリジナル編集。すべての変更部分が一目でわかります。

★　**2020年４月より診療報酬が全面的に改定されます。**

★　**2020年４月改定**による最新点数，施設基準，通知，事務連絡Q＆A，材料価格，療養担当規則，介護給付調整，明細書記載要領――までを完全収載。**オリジナル解説・算定例・Q＆A・図表・診療報酬一覧表**等も収載し，さらに改定内容が一目でわかるよう**変更部分にすべてマーキング**。該当ページ明示により施設基準とのリンクもスムースです!!

★　全国多数の医療機関・公的機関・審査機関・専門学校等で使用され，**圧倒的支持を獲得**。様々な工夫を凝らし，「**正確に**」「**速く**」「**便利に**」「**わかりやすく**」を最大限に実現した**最高機能の点数表**です!!

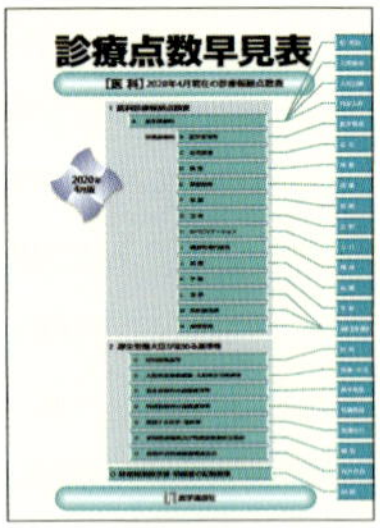

B５判　約1,600頁
価格：4,500円（＋税）

本書の８つの特長

1. **フルカラーの機能的レイアウト**。色ごとに分類して見やすく整理！
2. 関連規定をすべて収載。**この１冊で保険請求は完璧にカバー！**
3. **2020年４月改定によるすべての変更部分にマーキング！**
4. 多数の**オリジナル解説・算定例・Q&A**で，わかりやすさ抜群！
5. 頁当たりの情報量が多く高密度のため，**一覧性・速覧性**が抜群！
6. **詳細かつ緻密な索引機能**で，自在にスピーディに検索が可能！
7. 点数・要件を的確にまとめた便利な**「診療報酬一覧表」**収載！
8. 発刊後の追加告示・通知・事務連絡を**『追補』として無料送付！**

※　医学通信社では，本書『診療点数早見表』１冊につきワクチン（ポリオワクチン）２人分相当を，認定NPO法人「世界の子どもにワクチンを　日本委員会（JCV）」に寄付する活動をしております。

【ご注文方法】①HP・ハガキ・FAX・電話等でご注文下さい。②振込用紙同封で書籍をお送りします（料金後払い）。③または書店にてご注文下さい。

〒101-0051 東京都千代田区神田神保町2-6 十歩ビル
tel.03-3512-0251　fax.03-3512-0250
ホームページ https://www.igakutushin.co.jp
医学通信社